TRAITÉ
CLINIQUE ET PRATIQUE
DES
FRACTURES
CHEZ LES ENFANTS

PAR

LE DR A. COULON

ANCIEN INTERNE DE L'HÔPITAL DES ENFANTS ET DE L'HÔPITAL SAINTE-EUGÉNIE (ENFANTS MALADES)
MEMBRE DE LA SOCIÉTÉ ANATOMIQUE, ETC.

REVU ET PRÉCÉDÉ D'UNE PRÉFACE

PAR

LE DR MARJOLIN

CHIRURGIEN DE L'HÔPITAL SAINTE-EUGÉNIE (ENFANTS MALADES)
MEMBRE TITULAIRE DE LA SOCIÉTÉ DE CHIRURGIE
CHEVALIER DE LA LÉGION D'HONNEUR

PARIS
F. SAVY, LIBRAIRE-ÉDITEUR
20, RUE BONAPARTE

1861

TRAITÉ
CLINIQUE ET PRATIQUE
DES
FRACTURES
CHEZ LES ENFANTS

TRAITÉ
CLINIQUE ET PRATIQUE
DES
FRACTURES
CHEZ LES ENFANTS

PAR

LE Dr A. COULON
ANCIEN INTERNE DE L'HÔPITAL DES ENFANTS ET DE L'HÔPITAL SAINTE-EUGÉNIE (ENFANTS MALADES)
MEMBRE DE LA SOCIÉTÉ ANATOMIQUE, ETC.

REVU ET PRÉCÉDÉ D'UNE PRÉFACE

PAR

LE Dr MARJOLIN
CHIRURGIEN DE L'HÔPITAL SAINTE-EUGÉNIE (ENFANTS MALADES)
MEMBRE TITULAIRE DE LA SOCIÉTÉ DE CHIRURGIE
CHEVALIER DE LA LÉGION D'HONNEUR

PARIS
F. SAVY, LIBRAIRE-ÉDITEUR
20, RUE BONAPARTE

1861

Mon cher confrère,

Vous me demandez de vouloir bien entendre la lecture de votre travail sur les fractures chez les enfants ; je le ferai d'autant plus volontiers que cela sera pour moi l'occasion de causer une fois encore avec vous de quelques points pratiques.

Tout d'abord permettez-moi de vous féliciter de la résolution que vous avez prise de publier les faits dont vous avez été témoin pendant votre dernière année d'internat à Sainte-Eugénie. Certes, si chacun de nous, pendant son séjour dans les hôpitaux, avait mis le même soin, la même persévérance, je ne dis pas à tout noter, mais seulement à enregistrer les faits les plus saillants, la science serait bien autrement riche, et dans mainte circonstance on pourrait consulter avec fruit ces recueils. Au lieu de cela nous arrivons le plus souvent à la fin de nos études cherchant partout un sujet de thèse ; il nous eût été pourtant si facile d'en faire une véritablement bonne ! Ce ne sont pas les théories qui manquent dans la science, mais bien les bonnes observations. Voyez un peu ce qui se passe dans toutes les sociétés savantes, chaque fois qu'une discussion s'élève non pas sur une question nouvelle née de la veille, comme l'anesthésie, mais aussi ancienne que le bec-de-lièvre, que les hernies, combien peu d'hommes et d'hommes de talent sont en état d'apporter un contingent de faits assez imposant pour mettre à néant ces discours interminables dont le résultat final est de remettre tout en question.

Qu'importe qu'un travail soit rédigé par une

plume un peu jeune ; du moment qu'il est basé sur des faits bien observés, il a une valeur réelle et devient un document utile. Sous ce rapport, je crois donc que vous avez bien fait de publier dès aujourd'hui ce que vous avez observé chez les enfants atteints de fractures. Tous les auteurs, même les plus récents et les plus complets sur cette matière, ont presque entièrement négligé ce point de la pathologie externe.

Ont-ils cru que dans l'enfance les fractures sont assez rares, ou qu'elles ne présentent rien de particulier à noter par rapport au pronostic, au traitement et surtout aux suites? Si cela était, il y aurait une erreur, car les faits sont là pour prouver que non-seulement les factures sont très-communes dans l'enfance, mais qu'elles demandent en outre de la part du chirurgien une très-grande attention pour prévenir des cals vicieux, des ankyloses très-gênantes, ou des tumeurs blanches qui tôt ou tard peuvent entraîner la perte d'un membre. Comme dans bien des circonstances ces accidents peuvent être prévenus par les soins du chirurgien, il est donc bien important de voir quelle conduite il doit tenir, quels sont les appareils qu'il faut appliquer de préférence. Ces points, ainsi que beaucoup d'autres qu'il serait trop long d'énumérer, ont été traités, mon cher confrère, avec beaucoup de soin; on voit que non-seulement vous avez beaucoup vu, mais que vous avez bien vu; aussi je souhaite que votre travail reçoive du public l'accueil qu'il mérite.

Votre bien dévoué,

MARJOLIN

Paris, 25 avril 1861.

INTRODUCTION

Le livre que je publie aujourd'hui est essentiellement fait au point de vue clinique et pratique; aussi ai-je négligé les parties qui touchent à la théorie pure ou à l'anatomie pathologique, comme l'origine et les transformations du cal. — Je crois beaucoup plus utile pour le praticien de savoir à quelle époque il peut enlever un appareil, à quelle époque son malade peut marcher, que de connaître les opinions des auteurs sur l'origine et les transformations du cal, quoique cette étude ne soit pas dénuée d'intérêt pour le savant.

Je me suis efforcé de faire ressortir ce que les fractures présentent de particulier chez les enfants, — j'ai indiqué avec le plus grand soin tout ce qui a rapport au diagnostic et au traitement, — et j'ai rapporté à l'appui de mes opinions un grand nombre d'observations cliniques.

J'ai entrepris ce travail parce qu'il fait complétement défaut dans la littérature chirurgicale; jusqu'à présent, en effet, on a fort peu écrit sur la chirurgie des enfants.

Le titre que j'ai donné à ce livre, de *Traité clinique et pratique des fractures chez les enfants*, paraîtra, j'en ai la certitude, bien prétentieux aux yeux de certaines personnes; cependant je l'ai adopté parce que c'est celui qui convient le mieux à ce travail.

Je suis, du reste, persuadé que cet ouvrage n'est pas un traité complet des fractures chez les enfants, et que s'il eût été fait par un homme plus expérimenté, on y trouverait moins d'omissions.

Toutefois j'espère que ce livre sera utile pour l'élève et le praticien, grâce aux conseils de mon savant maître, M. Marjolin, à qui je serai reconnaissant toute ma vie pour les utiles leçons qu'il m'a données et la sympathie dont il m'a honoré.

AMÉDÉE COULON

Paris, 25 avril 1861.

TRAITÉ PRATIQUE ET CLINIQUE

DES

FRACTURES

CHEZ LES ENFANTS

PREMIÈRE PARTIE

DES FRACTURES EN GÉNÉRAL

Nous partagerons en cinq chapitres ce que nous avons à dire sur les généralités des fractures. Le premier comprendra la fréquence et les diverses variétés des fractures chez les enfants; le deuxième, les causes de ces fractures; le troisième, le diagnostic; le quatrième, le pronostic; et le cinquième, le traitement.

CHAPITRE PREMIER

FRÉQUENCE ET VARIÉTÉS DES FRACTURES CHEZ LES ENFANTS

ARTICLE PREMIER.

FRÉQUENCE DES FRACTURES.

Les fractures chez les enfants sont beaucoup plus fréquentes qu'on ne le pense généralement, puisque, dans le courant d'une seule année, j'ai pu en observer 140 à l'hôpital Sainte-Eugénie, dans le service de M. Marjolin.

Ces 140 fractures étaient ainsi réparties :

Maxillaire inférieur.	1
Clavicule.	21
Côte.	1
Humérus (corps de l'os).	6
Coude.	18
Avant-bras.	36
Radius (corps de l'os).	5
Radius (extrémité inférieure).	6
Cubitus..	3
Métacarpien.	1
Phalange.	1
Fémur (corps de l'os).	26
Jambe.	10
Tibia..	4
Métatarsien.	1
Total.	140

On voit par ce tableau que certaines fractures, très-fréquentes chez l'adulte et le vieillard, sont très-rares chez l'enfant, comme la fracture de l'extrémité inférieure du péroné, la fracture des côtes et même celle de l'extrémité inférieure du radius. C'est, je crois, l'effet du hasard, si j'ai observé six fractures de l'extrémité inférieure du radius dans le courant d'une année ; elles sont moins communes en général que ne l'indique ce chiffre.

Nous n'avons pas observé la fracture du col du fémur, qui est si fréquente chez le vieillard.

Les fractures du crâne ne figurent pas sur notre tableau ; cependant on les observe quelquefois.

Les fractures de l'olécrâne et de la rotule se rencontrent rarement chez les enfants, ce qui dépend surtout du peu de développement de ces os dans le jeune âge. Une autre raison de la rareté de ces fractures, c'est que, le système musculaire étant peu développé dans l'enfance, on n'observe pas à cette époque de la vie de fracture par action musculaire.

Au total, les fractures sont peut-être aussi communes chez les enfants que chez les grandes personnes. On se rend parfaitement compte de cette particularité en songeant que les chutes, qui sont la cause habituelle des fractures dans l'enfance, sont très-fréquentes à cet âge.

Les os, il est vrai, sont plus souples, plus élastiques dans l'enfance que dans l'âge adulte et la vieillesse ; mais cette souplesse, cette élasticité, n'existent que dans certaines limites, au delà desquelles l'os se rompt.

Les fractures sont peut-être plus communes au membre supérieur du côté droit qu'à celui du côté gauche, ce qui tient à ce que, dans les chutes, on porte instinctivement la main droite en avant plutôt que la main gauche.

Les fractures s'observent à tout âge chez les enfants.

ARTICLE II.

VARIÉTÉS DES FRACTURES.

On peut distinguer trois grandes variétés de fractures: 1° les fractures complètes; 2° les fractures incomplètes et les simples courbures; 3° les fractures compliquées. Nous parlerons, dans un quatrième paragraphe, de la disjonction des épiphyses.

§ Ier. — Fractures complètes.

Les fractures complètes sont distinguées elles-mêmes en fractures transversales, fractures obliques, et fractures dentelées.

FRACTURES TRANSVERSALES. — M. Malgaigne fait remarquer avec raison que les mots fractures *transversales* et *en rave* ne sont pas synonymes. Pour que la fracture soit dite en rave, il suffit que la surface fracturée soit égale et intéresse les faces opposées de l'os au même niveau : ainsi l'*acromion* peut présenter une *fracture en rave*, la fracture perpendiculaire de la mâchoire inférieure est également une fracture en rave; mais on ne peut pas dire que ces fractures soient des fractures transversales.

M. Malgaigne nie l'existence des fractures transversales pour la diaphyse des os longs, tandis que tous les cliniciens admettent ces fractures, et que Boyer déclare que la fracture du tibia est presque toujours transversale.

A quoi tient cette divergence d'opinions? Est-ce à ce que l'un a bien observé et les autres mal? Non, cela tient à ce qu'on ne s'entend pas sur les mots. Si M. Malgaigne appelle fractures transversales celles dont les surfaces opposées sont tout à fait au même niveau, il est bien possible qu'il n'en existe pas; mais les cliniciens qualifient ainsi les fractures dont la direction est, sinon mathématiquement, du moins à peu près transversale, et ils ont parfaitement raison. Ces fractures, en effet, diffèrent des fractures obliques en ce qu'elles sont moins sujettes au déplacement, et en ce qu'une fois réduites et maintenues réduites par un appareil même très-simple, le chevauchement et le déplacement en travers ne se reproduisent plus. Elles diffèrent des fractures dentelées en ce qu'elles sont plus faciles à réduire.

Fractures obliques. — Lorsque leur obliquité est très-prononcée, elles se nomment fractures en *bec de flûte;* si la fracture a une direction parallèle ou à peu près parallèle à l'axe de l'os, elle est dite *longitudinale.*

Les fractures obliques sont produites plus souvent par des causes indirectes que par des causes directes; c'est l'inverse pour les fractures transversales et les fractures dentelées.

Fractures dentelées. — M. Malgaigne appelle ainsi les fractures dont les surfaces sont hérissées de saillies irrégulières, anguleuses, pointues, s'engrenant réciproquement, de telle sorte que le plus souvent il n'y a ni déplacement ni crépitation, et que la lésion se reconnaît seulement à une flexion insolite dans l'endroit fracturé.

Lorsque ces fractures sont accompagnées de déplacement, la réduction est assez difficile.

Si la fracture dentelée existe avec une déformation angulaire, elle peut être confondue avec une fracture incomplète; mais dans la fracture complète on peut ramener l'os plus facilement à sa direction normale et le fléchir dans divers sens, ce qui n'a pas lieu dans le cas de fracture incomplète. Aussi, dans l'immense majorité des cas, le diagnostic sera facile.

§ II. — Fractures incomplètes et simples courbures.

Les fractures incomplètes ont été niées par Boyer, mais aujourd'hui tout le monde reconnaît leur existence : elles sont même très-fréquentes chez les enfants.

La fracture est incomplète lorsqu'une portion seulement du tissu osseux est brisée.

On peut observer de simples courbures des os sans rupture aucune ni de l'os ni du périoste.

On doit rapprocher des fractures incomplètes les cas dans lesquels le périoste est intact et l'os complétement brisé; ces fractures présentent les mêmes signes que les fractures complètes : déformation, mobilité anormale, crépitation; aussi, sur le vivant, est-il souvent impossible de les distinguer de ces dernières, avec lesquelles il n'y a du reste aucun inconvénient à les confondre, le traitement étant le même.

Voici un exemple de ces fractures, sans déchirure du périoste, intermédiaires aux fractures complètes et aux fractures incomplètes.

OBSERVATION. — *Fracture de l'avant-bras avec conservation du périoste chez une enfant rachitique.*

Marie C....., âgée de trois ans et demi, est petite pour son âge, un peu rachitique; les extrémités osseuses présentent des nodosités, les tibias sont arqués en dedans, et le chapelet rachitique est assez marqué.

Le 16 mai 1860, en tombant de sa hauteur, elle s'est fracturé l'avant-bras droit; les fragments font un angle saillant en avant; cette saillie est peu prononcée, la réduction est facile; on perçoit facilement la mobilité anormale et la crépitation.

Un appareil composé de deux attelles en carton, de compresses et d'une bande, est appliqué quelques heures après l'accident.

18 mai : il survient une broncho-pneumonie, et, plusieurs fois dans le courant de cette journée et des jours suivants, l'enfant a des convulsions.

26 mai : elle meurt à la suite d'une convulsion.

A l'autopsie, on trouve les altérations d'une broncho-pneumonie; plusieurs portions de poumon ne surnagent pas.

Il y a beaucoup de liquide dans les ventricules du cerveau et à la surface de cet organe.

Le cubitus est fracturé à la partie moyenne et le radius un peu plus bas.

Le périoste n'est nullement déchiré, le tissu osseux est seul fracturé, et il l'est complétement; le périoste a une épaisseur normale. — Il n'y a aucune trace de consolidation. — Cette absence de cal est sans doute due à l'affection thoracique, qui, en affaiblissant l'économie, a empêché tout travail réparateur.

Chez les rachitiques, où le périoste a souvent une épaisseur considérable, on observe fréquemment des cas semblables, comme le prouve l'observation que nous avons rapportée à la page 12.

Les fractures incomplètes proprement dites, c'est-à-dire les fractures d'une portion de l'os avec intégrité du reste de l'os, se reconnaissent à la déformation; car il n'existe qu'un peu de mobilité anormale dans le sens de la courbure que l'on peut exagérer, et la crépitation fait complétement défaut.

Pour réduire ces fractures, il faut pratiquer l'extension et la contre-extension et même presser un peu sur la saillie angulaire.

Toutes les fois que j'ai réduit de ces fractures, j'ai entendu un craquement tenant à ce que la fracture se complétait. La réduction était incomplète, et il restait de la déformation, tant que je n'avais pas entendu ce craquement; cependant, je n'oserais pas affirmer que ce bruit se fît entendre toutes les fois que l'on réduit une fracture incomplète.

OBSERVATION.

Florimond M....., âgé de dix ans et demi, entre à l'hôpital Sainte-Eugénie, dans le service de M. Marjolin, le 25 septembre 1860.

Enfant d'une bonne constitution, il n'est point scrofuleux ni rachitique.

Le 25 septembre, il est tombé de sa hauteur sur le pavé; et c'est, d'après lui, la paume de la main qui a porté dans la chute.

Lors de son entrée à l'hôpital, je trouve vers la partie moyenne de l'avant-bras une courbure très-prononcée à concavité postérieure.

Je réduis en tirant avec précaution sur la paume de la main, pendant qu'un aide fait la contre-extension; mais je ne parviens à faire disparaître entièrement la déformation qu'en pressant sur la saillie antérieure; il se produit alors un craquement, et le membre revient à sa rectitude normale.

J'applique à la face palmaire de l'avant-bras une attelle qui est séparée de la peau par une compresse et maintenue en place à l'aide d'une bande ordinaire.

11 octobre : la fracture est consolidée et le cal régulier.

15 octobre : *exeat*.

Les *simples courbures* simulant des fractures sont fréquentes chez les rachitiques, mais on les observe aussi chez des enfants très-jeunes qui ne sont nullement affectés de rachitisme.

Les simples courbures se reconnaissent à la déformation ; elles ne sont accompagnées ni de mobilité anormale, ni de crépitation ; on les distingue de la fracture incomplète par l'absence de craquement lorsqu'on vient à les redresser.

OBSERVATION. — *Fractures multiples et simples courbures simulant des fractures chez un enfant rachitique.*

Alphonse D..., âgé de deux ans et demi, est entré le 25 juillet 1860 à l'hôpital Sainte-Eugénie, dans le service de M. Marjolin, suppléé par M. Trélat.

Cet enfant était mal nourri et mal logé. Depuis cinq à six mois il avait une diarrhée colliquative que rien ne pouvait arrêter ; il était sans force, pouvait à peine se tenir debout, et très-souvent il lui arrivait de tomber. Ce sont probablement ces chutes fréquentes qui ont causé les fractures et les courbures osseuses pour lesquelles il est entré à l'hôpital.

État actuel, le 25 juillet 1860 : Enfant très-maigre et portant des marques de scrofule, il a une blépharite ciliaire et plusieurs taies disséminées sur chacune des deux cornées.

Les extrémités des os sont volumineuses.

La clavicule droite présente vers sa partie moyenne un angle saillant en avant, et l'on croirait avoir affaire à une fracture avec déformation angulaire; mais en cherchant à redresser l'os on n'obtient pas de crépitation ni de craquement.

L'humérus gauche est fracturé à sa partie moyenne; il est très-facile d'obtenir de la crépitation et de constater la mobilité anormale.

L'avant-bras droit présente une courbure très-prononcée à concavité antérieure et l'avant-bras gauche à concavité externe; ces déformations ressemblent à celles que l'on observe chez les enfants atteints de fractures incomplètes; mais on n'obtient pas de crépitation ni de craquement en redressant les avant-bras.

Les deux fémurs sont aussi fracturés : le droit à la partie moyenne, et le gauche au tiers supérieur; en leur imprimant des mouvements de latéralité, on obtient de la crépitation.

Les deux jambes aussi sont courbées; la droite, beaucoup plus que la gauche, présente une saillie antérieure, et la gauche une saillie antéro-interne.

M. Trélat s'efforce de rendre aux os leur rectitude normale, et place les membres fracturés dans des appareils confectionnés avec des attelles de carton, des compresses et des bandes.

L'enfant prend des astringents pour arrêter sa diarrhée, et il est soumis à un régime tonique.

Les membres fracturés sont examinés plusieurs fois dans le courant du mois d'août, et l'on ne trouve jamais le moindre indice de consolidation.

Cet enfant, qui s'était bien porté, pendant son séjour à l'hôpital, jusqu'au 22 août, est pris, sans cause appréciable, ce jour-là, de convulsions, et succombe le 23 à la suite de l'une d'elles.

AUTOPSIE. — Le périoste qui recouvre les différents os de cet enfant a de quatre à cinq millimètres d'épaisseur; il est peu adhérent au tissu osseux, dont on le sépare facilement.

Le tissu compacte est très-mince.

Plusieurs os, entre autres ceux des avant-bras et des jambes, ont l'apparence non pas osseuse, mais fibreuse.

Il n'y a de fractures complètes que celles de l'humérus et des deux fémurs; encore les fragments sont maintenus en contact par le périoste épaissi et *nullement déchiré*.

Les autres os présentent de simples courbures, et l'on voit du côté de la concavité, entre le périoste et l'os, un tissu aréolaire très-fin, désigné par les auteurs sous le nom de tissu spongoïde.

On voit aussi quelques épanchements sanguins peu considérables entre l'os et le périoste.

Le thorax ne présente pas à sa face externe le chapelet rachitique ; mais ce chapelet est très-prononcé à la face interne de la paroi thoracique ; chaque côte présente en dedans, à son union avec le cartilage, une nodosité considérable.

Les os du crâne sont vasculaires ; la fontanelle antérieure n'est pas encore complétement ossifiée, quoique l'enfant soit âgé de deux ans et demi.

Pas de tubercules dans les poumons.

Cœur normal, foie volumineux.

La muqueuse intestinale n'est pas injectée ; les plaques de Peyer ne sont pas saillantes.

Le cerveau et les autres organes ne présentent aucune altération.

Cette observation est intéressante à plus d'un titre ; elle montre que les os chez les rachitiques sont non-seulement très-flexibles, mais aussi très-fragiles.

Elle nous montre l'humérus gauche et les deux fémurs ne présentant pas de courbure, mais une fracture complète de l'os sans déchirure du périoste.

Elle prouve que la consolidation ne se fait pas chez les rachitiques pendant la période de ramollissement des os.

Elle nous montre enfin plusieurs altérations curieuses, comme un épaississement considérable du périoste, des épanchements sanguins entre le périoste et l'os, une transformation du tissu osseux en tissu fibreux ou fibroïde, et, du côté de la concavité des courbures osseuses, entre le périoste et l'os, un développement de tissu fin, aréolaire, appelé tissu spongoïde.

A l'avant-bras, les fractures incomplètes sont chez les enfants presque aussi nombreuses que les fractures complètes. On les observe quelquefois à la jambe et à la clavicule, mais rarement au bras et à la cuisse, où les fractures sont presque toujours complètes.

Je me contente de mentionner les simples fissures des os, qui s'observent quelquefois chez l'enfant, mais qui sont extrêmement rares.

§ III. — Fractures compliquées.

Les principales complications sont une hémorrhagie, une lésion des nerfs, une luxation, une plaie; suivant que la plaie communique ou ne communique pas avec le foyer de la fracture, le pronostic est loin d'être le même.

Disons tout de suite que d'une manière générale la gravité de ces complications est beaucoup moindre chez l'enfant que chez l'adulte.

Dans notre chapitre consacré au pronostic, nous parlerons des fractures articulaires et des divers accidents que nous venons de mentionner.

§ IV. — Disjonction des épiphyses.

Mon excellent maître, M. Marjolin, m'a répété maintes fois que depuis sept ans qu'il était chirurgien d'un hôpital d'enfants malades il n'avait pas encore observé de décollements épiphysaires, quoiqu'il les eût recherchés avec le plus grand soin.

Je n'en ai pas observé non plus pendant mon internat dans les hôpitaux d'enfants; et, malgré les travaux de MM. Guéretin et Rognetta[1], je me range entièrement à l'opinion d'un chirurgien distingué, M. Richet[2], dont je cite textuellement les paroles :

« A l'état normal, l'union est si intime entre le cartilage de conjugaison et le tissu osseux en voie de formation, qu'on peut les regarder comme un seul organe, les vaisseaux sanguins se portent sans interruption de la diaphyse dans l'épiphyse. Howship, qui avait étudié avec le plus grand soin ce point d'anatomie, a dit, avec raison, que le cartilage épiphysaire était continu et non pas contigu à l'os. C'est donc une erreur de dire que le cartilage de conjugaison et l'os se touchent par deux surfaces, l'une osseuse et l'autre cartilagineuse, onduleuses et anfractueuses, se recevant réciproquement; ce n'est qu'après macération qu'on trouve cette disposition, car, à l'état sain et frais, le cartilage et l'os ne

[1] Guéretin, *Presse médicale*, 1834. — Rognetta, *Gazette médicale*, 1834.

[2] Richet, *Anatomie chirurgicale*, page 64.

font qu'un, il y a fusion intime, continuité en un mot.

« Cette remarque conduit à rejeter le décollement des épiphyses admis par quelques chirurgiens, puisque la diaphyse et l'épiphyse ne sont pas accolées, mais bien réunies par l'intermédiaire de leur cartilage de conjugaison ; et quand, par suite de violences extérieures, il y a séparation en ce point, c'est une véritable fracture comme celles qui s'opèrent dans la continuité des os. M. Guéretin[1], MM. Cruveilhier et Bonamy[2], qui, dans le but d'éclaircir cette question, se sont livrés à une série d'expériences et de recherches, ont vu à peu près constamment que l'épiphyse, en se séparant, entraînait toujours avec elle une lamelle plus ou moins considérable du tissu osseux ; et les faits de disjonction des épiphyses observés sur le vivant ont présenté le même phénomène. A la rigueur, cependant, on conçoit que le cartilage de conjugaison puisse se rompre précisément au niveau de sa fusion avec le tissu osseux, et les faits observés par Bertrandi sur la tête du fémur et celle de l'humérus, par MM. J. Cloquet et Rognetta sur l'extrémité inférieure du radius, tendent à prouver que la brisure peut quelquefois avoir lieu dans ce point même et sans solution de continuité du tissu osseux; mais, dans ce cas encore, c'est à une fracture et non à un décollement simple que l'on a affaire, puisque l'inspec-

[1] *Loc. cit.*

[2] *Traité d'Anatomie pathologique*, t. I.

tion anatomique a prouvé qu'il y avait fusion des deux tissus.

« Ce n'est là d'ailleurs, il faut bien en convenir, qu'une discussion sans importance pratique, puisque le pronostic et le traitement de ces prétendus décollements épiphysaires sont identiques avec ceux des fractures des extrémités articulaires complétement ossifiées. »

Un chirurgien distingué des hôpitaux, M. Foucher, qui a fait sur le cadavre de nombreuses expériences pour bien étudier la disjonction épiphysaire, a constaté que le décollement des épiphyses se produit *très-difficilement*, même chez l'enfant. M. Foucher s'est beaucoup occupé du mécanisme suivant lequel se produit le décollement épiphysaire, et nous allons donner les résultats auxquels il est arrivé. — Jamais il n'a pu réussir à détacher une épiphyse par la simple action d'une violence appliquée directement sur l'épiphyse : Dans ce cas, dit-il, l'épiphyse peut être brisée, fragmentée, mais non séparée régulièrement de sa diaphyse. — La traction, suivant l'axe du membre, doit être très-forte pour produire la divulsion de l'épiphyse dans le jeune âge. Les expériences de M. Foucher ne concordent pas avec celles qui sont rapportées dans la thèse de M. Pajot (*Des lésions traumatiques que le fœtus peut éprouver pendant l'accouchement*). D'après ce savant accoucheur, la force de traction nécessaire pour opérer l'arrachement des épiphyses humérale ou fémorale varierait entre 55 et 60 kilos, tandis que, d'après M. Foucher, cette force doit dépasser 100 kilos; et même, sur un enfant de quatre ans, une traction de 350 kilos n'a pas produit d'arrachement épiphysaire. — C'est surtout en imprimant des mouvements forcés aux articulations que M. Foucher a produit des décollements épiphysaires; ainsi l'extension forcée du genou chez l'enfant, jusqu'à un an, produit constamment le décollement d'une épiphyse, le plus ordinairement de celle du fémur, quelquefois de celle du tibia; ce même mouvement a sur le coude un résultat analogue, en ce qu'il produit à peu près constamment le décollement de l'épiphyse humérale inférieure, très-exceptionnellement de l'olécrâne.

Il est bien entendu que nous parlons de la disjonction trâumatique des épiphyses, car le décollement épiphysaire produit par une cause pathologique, comme la suppuration, s'observe assez fréquemment.

Toutefois la disjonction traumatique des épiphyses a été constatée par la dissection : 1° à l'une et à l'autre extrémité de l'humérus; 2° à l'extrémité inférieure du radius; 3° sur l'une et l'autre extrémité du fémur; 4° sur l'une et l'autre extrémité du tibia (Malgaigne, *Traité des fractures*).

Les signes de la disjonction épiphysaire sont les mêmes que ceux des fractures voisines des articulations; c'est surtout le point où siége la solution de continuité qui fait diagnostiquer une disjonction de l'épiphyse plutôt qu'une fracture ; mais souvent il est bien difficile de dire s'il y a fracture ou décollement épiphysaire, d'autant plus que, passé l'âge de deux ans, comme le fait observer M. Malgaigne, rarement le décollement est parfait, et presque toujours un fragment plus ou moins notable se détache de la diaphyse par une véritable fracture et reste adhérent à l'épiphyse.

En résumé, la disjonction traumatique des épiphyses est extrêmement rare ; elle se reconnaît aux mêmes signes que les fractures voisines des articulations ; sa gravité est la même, et elle réclame le même traitement.

CHAPITRE II

CAUSES DES FRACTURES CHEZ LES ENFANTS

Ces causes sont prédisposantes ou occasionnelles.

ARTICLE PREMIER.

DES CAUSES PRÉDISPOSANTES.

Dans l'étude de ces causes, nous comprendrons l'influence de l'âge, du sexe, des saisons, des maladies générales.

INFLUENCE DE L'AGE. — Comme nous l'avons démontré au commencement de ce travail, les fractures sont fréquentes chez les enfants, et on les observe à tous les âges depuis la vie intra-utérine.

D'après M. Malgaigne, c'est de quatre à cinq ans qu'elles sont le plus rares, et d'après les faits observés à l'hôpital Sainte-Eugénie pendant l'année 1860, ce serait également de quatre à cinq ans; mais je n'ose rien affirmer, car, dans les appréciations de cette nature, on est facilement trompé par les coïncidences.

INFLUENCE DU SEXE. — Les fractures sont beaucoup plus communes chez les garçons que chez les petites filles, ce qui tient aux jeux différents des deux sexes.

INFLUENCE DES MALADIES GÉNÉRALES.

Influence du rachitisme. — La maladie générale qui manifestement prédispose aux fractures est le rachitisme; tous les auteurs sont d'accord sur ce point, et l'observation que nous avons rapportée page 10 en est une preuve irrécusable.

Influence du scorbut. — L'influence des maladies générales autres que le rachitisme est loin d'être démontrée. — Je n'ai pas observé de fractures chez les enfants scorbutiques; toutefois Saviard, cité par M. Malgaigne, aurait trouvé les deux fémurs ramollis chez un très-jeune enfant atteint de scorbut. Cette maladie peut donc prédisposer aux fractures, mais on a rarement l'occasion d'observer son action dans ce genre d'accidents.

Influence de la scrofule. — Il faut établir une distinction et examiner l'influence de la scrofule sur les os cariés d'une part, et, d'autre part, sur les os non cariés d'un individu manifestement scrofuleux.

Il est évident que la scrofule, en produisant la carie des os, en les rendant plus mous, plus friables, plus vasculaires, prédispose aux fractures.

Mais les os non cariés, chez un malade atteint d'une tumeur blanche, ont-ils souffert une modification de texture qui les rende plus fragiles? Ce que j'ai observé et les recherches auxquelles je me suis livré sur ce sujet ne me permettent pas de faire une réponse positive à cette question. Peut-être cependant que la scrofule, la scrofule osseuse du moins, sans produire la carie des os, prédispose aux fractures en raréfiant le tissu osseux.

Pendant mon internat à l'hôpital des Enfants, un jour que j'étais de garde, je fus appelé dans le service des scrofuleux pour un enfant atteint de coxalgie, qui, en tombant de son lit, s'était cassé le fémur. Je ne voudrais pas accorder à ce fait plus de valeur qu'il n'en mérite, car un enfant non scrofuleux, en tombant de son lit, aurait pu se casser le fémur aussi bien que celui-ci.

J'ai observé un cas semblable à l'hôpital Sainte-Eugénie, et je rapporte ici l'histoire de ce dernier malade, qui prouve un fait dont M. Marjolin nous a souvent parlé dans ses entretiens cliniques, à savoir que chez les scrofuleux la consolidation se fait beaucoup plus vite que chez les autres enfants.

OBSERVATION. — *Fracture du fémur chez un enfant scrofuleux atteint de coxalgie.*

Renaud (Louis), âgé de 7 ans, est à l'hôpital Sainte-Eugénie, dans le service des scrofuleux, pour une coxalgie avec abcès à la partie supérieure et externe de la cuisse, depuis le mois de novembre 1859.

Le 4 avril 1860, il est tombé de son lit sur le carreau, et s'est fracturé le fémur à la partie moyenne. Il est impossible de mettre le membre dans l'extension, à cause de la roideur de l'articulation de la hanche; en effet, l'extension est à peine commencée que la cuisse se plie au niveau de la fracture. On fait reposer le membre sur un double plan incliné, et l'on place la cuisse dans une gouttière en gutta-percha.

12 avril, huit jours après l'accident, il y a un cal très-solide.

Ces deux faits, sans être bien probants, portent à croire que la scrofule prédispose aux fractures.

Maintenant, je vais rapporter un exemple remarquable de fracture du fémur causée par une violence externe très-légère; mais le tissu osseux était carié.

Fracture du col du fémur carié chez un scrofuleux atteint de coxalgie.

Un enfant de huit ans était depuis dix-huit mois atteint d'une coxalgie du côté gauche. Malgré un traitement général tonique, l'affection faisait chaque jour de nouveaux progrès, et l'enfant maigrissait sensiblement.

Lorsqu'il était couché dans son lit, la cuisse du côté malade était étendue sur le bassin, dans l'abduction et la rotation en dehors, le pied également tourné en dehors; l'épine iliaque antéro-supérieure était abaissée d'à peu près cinq centimètres au-dessous de la droite; et la malléole interne était à dix centimètres au moins au-dessous de celle du côté droit; il y avait donc un allongement de cinq centimètres.

La fesse du côté malade était déformée; le pli fessier était abaissé et en partie effacé.

A l'aine, on voyait une voussure anormale qui pouvait être attribuée à une semi-luxation en avant et en dedans de la tête du fémur.

L'ensellure tenant à la flexion du bassin sur le fémur était considérable, lorsque l'enfant était couché sur le dos.

Le 5 octobre 1860, M. Marjolin, après s'être assuré qu'il existe des mouvements très-étendus de flexion et d'extension, procède avec beaucoup de ménagement au redressement du membre; il n'endort pas l'enfant pour être averti par les cris du malade aussitôt que ces mouvements seraient douloureux, et éviter ainsi des déchirures; il parvient à ramener le membre dans sa direction normale sans faire crier le malade, et par conséquent sans efforts violents.

Pour maintenir le membre dans cette position et prévenir toute espèce de mouvement de la cuisse sur le bassin, un appareil de Scultet est appliqué à chaque membre, et l'attelle externe remonte jusque dans l'aisselle, appareil que M. Marjolin emploie avec succès pour immobiliser l'articulation de la hanche, et qui remplace avantageusement l'appareil de Bonnet, de Lyon.

Ce redressement du membre n'amena aucune réaction fébrile.

Cinq jours plus tard, cet enfant fut pris d'une rougeole, à laquelle il succomba le quatrième jour de l'éruption.

Autopsie. — Membre dans l'abduction et la rotation en dehors; le grand trochanter est dirigé en arrière, et la tête du fémur occupe la partie antérieure et interne de la cavité cotyloïde.

Pas de pus dans la fosse iliaque interne; pas d'altération des muscles psoas et iliaque.

Dans l'épaisseur et dans l'intervalle des muscles fessiers se trouve un peu de sang coagulé, venant probablement de déchirures vasculaires causées par les tractions faites huit jours avant la mort du malade pour redresser la cuisse.

A l'ouverture de la capsule articulaire on trouve une bouillie osseuse, d'un rouge brunâtre; le ligament rond n'existe plus; les cartilages qui recouvrent la tête du fémur et la cavité cotyloïde sont détruits; la surface osseuse est rugueuse, inégale, ramollie, se laissant facilement traverser par le stylet, mais la paroi de la cavité cotyloïde n'est pas perforée; il n'y a pas de communication de cette cavité avec la fosse iliaque interne.

Il existe des stalactites osseuses sur le rebord de la cavité cotyloïde.

La tête du fémur n'est nullement luxée, mais elle occupe la partie la plus antérieure et interne de la cavité cotyloïde; elle est placée immédiatement au-dessous de la branche horizontale du pubis.

Le ligament rond, comme nous l'avons déjà dit, n'existe plus; la tête fémorale, usée par la carie, est diminuée de volume, tandis que la cavité cotyloïde est agrandie; aussi la tête du fémur joue facilement à l'intérieur de cette cavité.

Il existe une *fracture incomplète* qui est à la fois *intra* et *extracapsulaire;* cette fracture est récente, elle a certainement été produite par les tentatives faites pour le redressement, quoique nous n'ayons pas alors entendu de craquement indiquant sa production; elle commence immédiatement au-dessous de la tête du fémur pour se terminer à la base du grand trochanter; elle est oblique de haut en bas et de dedans en dehors; elle commence en dedans de la capsule pour se terminer en dehors, mais elle n'atteint pas la surface de l'os; le fémur n'est pas brisé dans toute son épaisseur, c'est donc une fracture incomplète. Le point le plus élevé de la fracture est à un centimètre au-dessous du cartilage épiphysaire, qui n'est nullement décollé. Cette fracture porte sur du tissu osseux atteint de carie, par conséquent très-friable.

Le périoste du fémur s'enlève facilement; la lamelle de tissu compacte est très-mince. Le tissu spongieux est très-mou, très-vasculaire, offre une couleur lie de vin.

Pas de tubercules dans les poumons, pas d'altération appréciable des différents organes.

Réflexions. — Cette observation prouve combien sont

fragiles les os des scrofuleux atteints de carie, car la violence exercée sur le fémur a été très-faible, comme je l'ai dit plus haut.

Je crois que si l'enfant eût vécu, la consolidation se serait faite rapidement, à cause de la grande vascularité du tissu osseux.

Ce fait n'est point non plus en faveur de l'opinion de ceux qui veulent que, dans le cas de coxalgie, on redresse le fémur d'une manière brusque; il est bien préférable d'opérer ce redressement lentement et graduellement, sans endormir le malade, comme le fait M. Marjolin.

Influence des saisons. — Il est évident qu'en hiver le sol glissant expose aux fractures; mais, comme pendant cette saison on laisse peu sortir les enfants, il en résulte que pour eux les fractures sont moins fréquentes pendant l'hiver que pendant l'été; c'est le contraire pour les vieillards et les adultes.

ARTICLE II.

DES CAUSES OCCASIONNELLES DES FRACTURES.

Ces causes sont des violences extérieures ou l'action musculaire.

Les fractures produites par les violences externes sont dites directes ou par contre-coup, suivant qu'elles ont lieu dans le point frappé ou à une distance plus ou moins grande de ce point.

Les chutes sont, comme nous l'avons déjà dit, la cause la plus habituelle des fractures chez les enfants, et elles produisent le plus souvent des fractures par contre-coup.

Les fractures causées par l'action musculaire sont rares dans l'enfance; cependant nous avons vu un enfant de deux ans ayant une courbure des deux avant-bras, produite, au dire de la mère, par des convulsions.

Poupée-Desportes, cité par M. Malgaigne, raconte qu'un négrillon de douze à treize ans, atteint de tétanos, éprouva des convulsions si fortes des membres inférieurs, que les pieds *se tournèrent d'avant en arrière*, et que les deux fémurs se fracturèrent *dans leurs collets*, avec issue des fragments *à la partie externe et latérale de la cuisse* [1].

Des fractures pendant la vie intra-utérine. — Quelle est la cause des fractures chez le fœtus?

Une violence externe agissant sur l'abdomen de la femme enceinte peut fracturer les membres du fœtus, comme le prouvent les deux observations suivantes, rapportées par M. Malgaigne, et tirées, l'une de la *Revue médicale* de 1825, tome II, page 152, et l'autre des *Archives de Médecine*, tome XVI, page 288.

[1] Malgaigne, *Traité des fractures*, p. 715.

OBSERVATION.

Une femme grosse de six mois se frappa violemment l'abdomen contre l'angle d'une table ; la douleur fut excessivement aiguë et persista pendant quelque temps. Cette femme accoucha, au terme ordinaire, d'un enfant assez fort, et qui présentait une tumeur volumineuse dans la région de la clavicule gauche. Il mourut le 8e jour, et à l'autopsie on trouva cette tumeur formée par un cal solide et volumineux, réunissant une fracture de la clavicule dont les deux fragments avaient un peu chevauché l'un sur l'autre.

OBSERVATION.

Une jeune femme enceinte de six mois fit une chute sur le bas-ventre; aussitôt elle sentit le fœtus remuer avec force, mais ces mouvements ne tardèrent pas à cesser. Elle accoucha à terme d'un enfant maigre, très-faible, offrant à la jambe une plaie transversale à lèvres flasques et pâles, par laquelle faisait saillie la diaphyse du tibia, tout à fait séparée de son épiphyse inférieure; l'os saillant était nécrosé. Carus en tenta vainement la réduction, et la gangrène emporta l'enfant le 13e jour.

D'autres fois les enfants viennent au monde avec des fractures sur presque tous les os du squelette; le rachitisme intra-utérin est la cause prédisposante de ces nombreuses fractures. J'en rapporte ici un exemple remarquable, emprunté aux Bulletins de la Société anatomique de 1849. — L'observation est de M. Notta, et, malgré sa longueur, je la reproduis entièrement, à cause de l'immense intérêt qu'elle présente :

Une femme âgée de 25 ans, laitière, entre à l'hôpital Saint-Louis le 1er janvier 1849 pour y faire ses couches. Elle affirme n'avoir jamais été malade. Son père et sa mère vivent encore ; elle a deux frères et deux sœurs qui jouissent d'une bonne santé, et tous sont bien conformés et ont les membres bien droits. Quant à elle, ses tibias sont légèrement arqués ; elle est d'une taille moyenne, ses chairs sont fermes.

Enceinte pour la première fois, elle déclare que le père de l'enfant a les bras et les jambes extrêmement déformés par le rachitisme. Sa grossesse n'a rien présenté de particulier. Elle est à terme. Elle a été prise le 31 décembre, à 7 heures du soir, de douleurs peu intenses, et elle est entrée à l'hôpital dans la matinée du 1er janvier, vers une heure de l'après-midi ; les douleurs étaient peu fortes. La malade, éprouvant le besoin d'aller à la selle, se plaça sur un bassin, et aussitôt la tête du fœtus sortit de la vulve sans causer de douleur. On vint ensuite en aide à la femme : les épaules se dégagèrent immédiatement, et l'accouchement se termina comme il avait commencé. Le lendemain matin, M. Notta vit l'enfant pour la première fois. Sa tête était d'une mollesse remarquable et se laissait déprimer comme une vessie pleine d'eau ; les os présentaient des fractures au niveau desquelles on sentait très-nettement la crépitation, et l'infirmière qui avait enveloppé l'enfant affirma avoir fait la même remarque; la face était légèrement violacée; les cris étaient faibles. L'enfant était dans un état comateux assez prononcé; il mourut à huit heures du soir.

A l'autopsie, faite le 5 janvier, à une heure, on ne trouve point de roideur cadavérique. L'enfant est du sexe masculin; sa face présente une teinte violacée; sa tête offre une conformation et un volume normaux. Le cuir chevelu est couvert de cheveux châtains abondants d'un pouce de long (27 millimètres). Le crâne est d'une mollesse remarquable; il se laisse déprimer comme le ferait une poche membraneuse pleine d'une substance molle; çà et là, à travers l'épaisseur du cuir chevelu, on sent des plaques osseuses, qui seront bientôt décrites.

Le tronc est bien développé; la poitrine est déprimée de chaque côté; les membres thoraciques sont moins développés qu'à l'état normal. On perçoit à la partie moyenne des deux bras de la crépitation.

Les membres pelviens sont contournés sur eux-mêmes, et, par suite, ils se trouvent raccourcis au niveau des courbures symétriques qu'ils présentent. On voit un pli aussi marqué et aussi profond qu'un pli articulaire normal; c'est surtout au niveau de ces plis qu'on sent une mobilité normale et de la crépitation. La peau n'est nulle part ecchymosée.

La longueur du fœtus, du synciput au pubis, est de 32 centim., et du synciput à l'extrémité du talon, de 42 centimètres.

Les viscères thoraciques et abdominaux ne présentent rien de particulier. La vessie est contractée, revenue sur elle-même.

Le tissu cellulaire qui double la face interne du cuir chevelu ne présente pas d'ecchymose ni d'infiltration séreuse.

La partie antérieure et moyenne des lobes cérébraux est tapissée par une couche de sang très-mince, épanchée dans le tissu cellulaire sous-arachnoïdien, à travers lequel on voit très-bien se dessiner les circonvolutions. En enlevant les membranes, on trouve cette portion du cerveau parfaitement saine. Au niveau de l'extrémité postérieure des deux lobes cérébraux et du cervelet, l'épanchement de sang est plus considérable, et il est situé à la fois dans la cavité arachnoïdienne et dans le tissu cellulaire sous-arachnoïdien. Dans ce point, on trouve des caillots bien distincts. Après avoir enlevé les membranes, on voit la substance cérébrale fortement ecchymosée, ramollie, noirâtre à sa surface. On découvre çà et là, plus profondément, des groupes de pointillé rouge formés par de petits caillots sanguins. La partie postérieure du cervelet présente exactement le même aspect. Les ventricules du cerveau sont normaux et contiennent à peine quelques gouttes de sérosité sanguinolente. La cavité de l'arachnoïde est pleine de sang noir, liquide, qui existe en plus grande quantité au niveau de la queue de cheval. La moelle ne présente rien d'anormal.

Squelette. — La voûte crânienne présente un aspect tout particulier : les pariétaux sont constitués, le gauche par deux points osseux centraux isolés, de la grandeur d'une pièce de 1 franc chacun ; le droit, par un seul point central commençant à se diviser en deux points osseux centraux semblables à ceux du côté gauche ; la base seule de la portion écailleuse de l'occipital est ossifiée, ainsi que la partie inférieure de la portion frontale et presque toute la portion orbitaire de chaque moitié distincte du coronal. Le reste des os précités est remplacé par une multitude de petites plaques osseuses, de forme très-variable, ayant depuis un centimètre de diamètre jusqu'à la grosseur d'une tête d'épingle ; les unes sont de forme irrégulièrement circulaire, les autres sont oblongues, d'autres enfin ont la forme de petites stries osseuses ou de petits points arrondis ; ces derniers sont surtout très-abondants au pourtour de la fontanelle postérieure. Ces petites plaques sont extrêmement minces ; leurs bords sont dentelés pour la plupart ; elles sont séparées les unes des autres par des intervalles membraneux, variables, mais qui ne vont pas au delà de 1 à 3 millimètres ; dans quelques points elles se touchent presque. Leur disposition est très-irrégulière ; seulement, dans leur ensemble, elles remplacent très-exactement les divers os qui constituent la voûte crânienne, et on les voit cesser brusquement là où, à l'état normal, les os sont remplacés par des parties membraneuses ; de telle sorte que les sutures et les fontanelles sont parfaitement dessinées, comme chez le fœtus à terme, et ne sont *nullement envahies* par des points osseux. La fontanelle postérieure ne présente rien de particulier ; l'antérieure est un peu plus grande qu'à l'état normal, et son angle antérieur se prolonge en avant jusqu'à la partie antérieure du front. Les grandes ailes du sphénoïde et la circonférence de la portion écailleuse du temporal présentent les mêmes particularités que nous venons de décrire. La base du crâne est peu développée, mais bien ossifiée. La face est bien ossifiée également, à part la voûte orbitaire, dont l'ossification est incomplète dans quelques points ; la face est peu développée et un peu comprimée latéralement ; la moitié gauche de la mâchoire inférieure étant plus développée que la droite, il en résulte une sorte de torsion de cet os qui donne au facies un aspect particulier.

Les germes des dents sont bien développés et leurs couronnes ossifiées, comme chez les fœtus à terme. La colonne vertébrale ne présente rien de particulier ; elle n'est point déviée. Les os du tronc n'offrent rien de remarquable.

Les deux humérus sont fracturés, le droit à sa partie moyenne, et le gauche en deux points, au-dessus des condyles et un peu au-dessous du cal chirurgical.

Le cubitus droit présente une fracture ancienne consolidée à son extrémité supérieure et une fracture récente vers sa partie inférieure; le gauche est le siége d'une fracture consolidée, à la réunion de son tiers inférieur avec le tiers moyen.

Les deux radius sont fracturés à leur partie moyenne. Les extrémités de ces os sont renflées, et l'avant-bras gauche présente une légère courbure à convexité postérieure. Les fémurs offrent une courbure prononcée à convexité antérieure et externe. Les tibias sont aplatis latéralement à leur partie moyenne et ont une courbure très-prononcée à convexité dirigée en avant et en dedans, puis leur extrémité inférieure tend à se dévier en dedans.

Les pieds sont dans l'extension forcée, inclinés en dedans, de telle sorte que leur face plantaire regarde en dedans;

Le fémur droit a deux fractures : l'une récente, l'autre en voie de consolidation. Le fémur gauche est fracturé en un seul point.

Les tibias et les péronés sont fracturés à leur extrémité inférieure, à un centimètre environ au-dessus de l'articulation tibio-tarsienne.

En résumé, ce fœtus présente quinze fractures, dont douze sont récentes, deux consolidées et une en voie de consolidation.

Au niveau des fractures récentes, sang épanché et coagulé dans l'épaisseur des muscles, et surtout dans les interstices musculaires. Absence d'ecchymoses dans le tissu cellulaire sous-cutané. Périoste déchiré dans quelques points, mais non complétement rompu.

Toutes les fractures sont complètes.

Il est aisé de se rendre compte de la facilité de l'accouchement, ajoute M. Notta, en réfléchissant à la mollesse de la tête du fœtus. Le col suffisamment dilaté et ramolli, de légères contractions utérines ont suffi pour engager dans l'excavation pelvienne la tête qui a dû s'allonger et sortir sans être arrêtée par la résistance du périnée et de l'anneau vulvaire.

Mais cette mollesse des os du crâne, si favorable pour la rapidité de l'accouchement, a été funeste au fœtus. La bosse sanguine qui se forme si souvent dans le tissu cellulaire sus-épicranien, au niveau du point de la tête qui, répondant à l'orifice du col, s'engage le premier, cette bosse sanguine s'est produite ici, pour ainsi dire, dans le tissu cérébral lui-même. En effet, le cerveau n'étant plus protégé par une enveloppe osseuse suffisamment résistante, était comprimé de toutes parts par l'utérus. Un seul point échappait à cette compression, c'était celui qui répondait à l'orifice du col, l'occiput. Aussi y a-t-il eu engorgement, rupture des vaisseaux dans la portion occipitale du cerveau, et, par suite, les lésions dont il a été parlé à l'occasion des centres nerveux. Le sang, une fois épanché dans la cavité arachnoïdienne, aura gagné consécutivement les parties les plus déclives et aura rempli la cavité rachidienne.

Il est probable qu'on a eu affaire à la présentation du sommet.

La disposition des os de la tête est très-remarquable. On ne peut l'expliquer par un arrêt de développement, et ici il est évident qu'on ne peut lui appliquer aucune des lois d'ostéogénie connues. Faut-il admettre qu'il y ait eu résorption du tissu osseux déjà réformé? Sans doute la disposition régulière dans leur ensemble des plaques osseuses, les petites rugosités qui existent à la surface des points centraux des pariétaux, viennent à l'appui de cette manière de voir; mais les faits de ce genre ont été si rarement observés qu'il est encore difficile de se prononcer. Les fractures récentes ont été déterminées pendant le travail par les contractions utérines; l'état rachitique du sujet, et par suite la friabilité de ses os, expliquent leur production. Elles existent pour la plupart au niveau de la partie médiane des courbures, c'est-à-dire dans les points où les os sont le plus minces et présentent le moins de résistance.

Quant aux fractures anciennes consolidées, quelle que soit la cause qui les ait produites, elle a dû être très-peu énergique; car il n'y a aucun déplacement. On ne peut ici mettre en doute l'existence de ces fractures anciennes, et attribuer l'apparence d'une réunion osseuse à une altération particulière du tissu osseux propre au rachitisme congénial, comme le pense M. Guersant (*Dict. de méd.*, tom. XVII, p. 168), à propos de ce fœtus rachitique sur lequel Chaussier avait trouvé cent treize fractures consolidées, et dont il a donné la description (*Bull. de la Soc. et de la Faculté de méd.*, 1813, tom. I, p. 301).

M. Deville, présent à la séance de la Société anatomique, fait remarquer que toutes les petites jetées osseuses que l'on aperçoit sur la tête qui vient d'être décrite, ne sont pas des points d'ossification. Les os devaient être formés avant le développement du rachitisme. Il y a eu absorption du tissu osseux. Tous les petits points osseux sont dans la direction que suivent les rayons d'ossification. Le pariétal ne se développe que par un seul point d'ossification.

Dans le fait que nous venons de citer, quelle est la cause des fractures multiples? Elle paraît due à un rachitisme intra-utérin avec altération profonde des os.

Un observateur distingué, M. Depaul, nie l'existence du rachitisme congénital et des fractures rachitiques intra-utérines; mais l'observation de M. Notta, que nous venons de rapporter, met hors de doute la réalité de ces lésions.

Dans une discussion soulevée à la Société de chirurgie sur cette question, MM. Bouvier, Broca et Houël citent le fait de M. Notta comme un fait probant de fractures rachitiques intra-utérines.

CHAPITRE III

DU DIAGNOSTIC

Le diagnostic s'établit à l'aide d'un certain nombre de signes qui sont loin d'avoir tous la même valeur.

Parmi ces signes, les uns sont rationnels et les autres sensibles.

Le craquement ouï par le blessé lors de l'accident, la douleur et l'impossibilité de se servir du membre constituent les signes rationnels.

La contusion, le gonflement primitif ou secondaire, la déformation, la mobilité anormale et la crépitation appartiennent aux signes physiques.

Le craquement tenant à la rupture de l'os n'est pas souvent entendu par le malade.

La douleur peut tenir à une simple contusion; cependant lorsque la pression détermine une forte douleur en un point très-limité de l'os, qui n'a pas été frappé, on doit présumer l'existence d'une fracture et rechercher avec le plus grand soin d'autres signes qui viendraient confirmer le diagnostic.

L'impossibilité de se servir d'un membre à la suite d'un accident est également un signe de présomption et non pas de certitude; cette impuissance du membre pouvant tenir à une simple douleur, à une luxation, ou à une paralysie momentanée, tout aussi bien qu'à la brisure du levier osseux.

La contusion et le gonflement sont plus nuisibles qu'utiles pour le diagnostic, en gênant l'examen du membre. Le gonflement primitif tient à l'épanchement sanguin et le gonflement secondaire à l'inflammation. Quelquefois, le lendemain ou le surlendemain de l'accident apparaissent sur le membre blessé, principalement à la jambe, des phlyctènes remplies d'une sérosité roussâtre; ces phlyctènes sont souvent l'indice d'une fracture.

Mais je me hâte de le dire, tous ces symptômes, même réunis, ne constituent pas un signe certain de fracture. Il n'en est pas de même de la déformation, de la mobilité anormale et de la crépitation, qui, lorsqu'ils sont bien observés, constituent autant de signes pathognomoniques.

Déformation. — La déformation est un symptôme d'une importance extrême, surtout dans l'étude des fractures chez les enfants, où il est très-souvent le seul signe qui permette de porter un diagnostic certain.

Les fractures incomplètes et les simples courbures des os ne se reconnaissent qu'à la déformation du membre.

Mais il ne faut pas s'en laisser imposer par une conformation vicieuse antérieure à l'accident; il faut donc examiner avec le plus grand soin le membre du côté sain, et s'enquérir auprès des parents de la manière dont était conformé leur enfant.

La déformation est le résultat du déplacement des fragments, et elle peut être très-variée comme le déplacement lui-même dont on distingue six variétés : 1° le déplacement angulaire ou suivant la direction; 2° le déplacement en travers ou suivant l'épaisseur de l'os; 3° le déplacement par rotation; 4° le chevauchement; 5° l'écartement des fragments; 6° le déplacement par pénétration.

Ces déplacements peuvent quelquefois être constatés par la vue, mais on les reconnaît mieux encore par le toucher; plusieurs d'entr'eux peuvent être combinés ensemble.

Quelles sont les causes de ces divers déplacements? Elles sont au nombre de quatre, dit M. Malgaigne, à savoir : « 1° la cause extérieure qui a déterminé la fracture; 2° une mauvaise position qui suffit par elle-même à déranger les fragments, ou bien qui laisse sur eux toute action au poids du corps ou au poids du membre; 3° des efforts extérieurs agissant sur l'os fracturé, comme lorsque le malade, par imprudence ou dans le délire, dérange lui-même son appareil; et 4° enfin l'action musculaire. »

Mobilité anormale. — Elle consiste dans la possibilité d'imprimer à un os, en un point quelconque de son étendue, des mouvements que la continuité de l'os rend impossibles à l'état normal. Ce symptôme est pathognomonique, mais il n'est pas toujours facile de le constater : ainsi à l'avant-bras, à la jambe, lorsqu'un seul os est fracturé et que l'autre lui sert d'attelle, on ne trouve pas de mobilité anormale.

Pour constater cette mobilité, on peut imprimer aux fragments des mouvements de latéralité comme pour percevoir la crépitation, ou bien fixer l'une des extrémités du membre et porter l'autre en avant ou de son côté, de manière à former un angle au niveau de la fracture.

Dans les fractures incomplètes on peut quelquefois sans inconvénient exagérer la courbure accidentelle dans des limites très-restreintes; mais il est inutile d'avoir recours à cette manœuvre, attendu que la déformation suffit pour porter le diagnostic.

Lorsqu'on recherche la mobilité anormale, il faut prendre garde de s'en laisser imposer par les mouvements qui se passent dans l'articulation ou bien par la flexion des parties molles qui se produit, quoique l'os soit intact.

La mobilité anormale ne sert pas seulement au diagnostic, elle nous apprend encore lorsque la consolidation n'est pas terminée; cette mobilité est en effet le seul moyen que nous ayons de reconnaître que le cal n'est pas suffisamment solide.

Crépitation. — C'est le bruit qui résulte du frottement des surfaces opposées de la fracture; il est beaucoup mieux perçu par la main que par l'oreille.

Toutes les fois que l'on perçoit la crépitation, on peut affirmer qu'il y a fracture.

Ce signe manque dans les cas de fractures incomplètes, il manque encore dans les fractures complètes avec pénétration des fragments ; il peut aussi manquer dans les fractures d'un seul os à l'avant-bras, à la jambe. J'ai vu des praticiens très-habiles ne pas reconnaître tout d'abord une fracture du tibia, parce qu'ils ne pouvaient constater ni mobilité anormale, ni crépitation, et reconnaître ensuite cette même fracture en recherchant de nouveau la crépitation qu'ils percevaient après de longues explorations.

Pour produire la crépitation, il faut fixer l'un des fragments et imprimer à l'autre des mouvements de latéralité, ou bien encore mouvoir les fragments en sens contraire. Si par des mouvements de latéralité on n'obtient pas de crépitation, on peut imprimer des mouvements de rotation et même de flexion ou d'extension.

La crépitation est plus facile à constater chez les enfants que chez les adultes, à cause du faible volume de leurs membres qui permet une exploration plus facile.

Il faut bien distinguer, disent les auteurs du *Compendium de chirurgie*, « la crépitation des os qui donne la sensation d'un frottement âpre et sec, de ces crépitations moins franches qu'on observe dans les cas de luxation, dans certaines bosses sanguines, dans l'emphysème et surtout dans quelques affections des gaines tendineuses. » Je crois qu'un praticien exercé ne se laissera jamais induire en erreur, car la crépitation osseuse ne ressemble pas à ces divers frottements.

Avec quelles affections peut-on confondre une fracture? La contusion, l'entorse et la luxation peuvent seules être confondues avec une fracture.

Quelquefois, à cause du gonflement considérable dont un membre est le siége à la suite d'un accident, il est impossible de porter un diagnostic; il faut alors attendre que le gonflement ait disparu pour s'assurer de l'absence ou de l'existence des signes d'une solution de continuité de l'os. Dans le cas de doute, il faut toujours traiter, comme s'il s'agissait d'une fracture. C'est le meilleur moyen de prévenir les accidents consécutifs à la contusion et à l'entorse, accidents qui sont si graves chez les enfants, à cause de la facilité avec laquelle se développent les affections articulaires et osseuses à cet âge.

Pour établir un diagnostic entre une fracture et une luxation, on a souvent recours à la mensuration; il faut alors avoir soin de mettre les membres exactement dans la même position.

Nous reviendrons d'ailleurs sur ces diagnostics différentiels à propos des fractures en particulier.

CHAPITRE IV

DU PRONOSTIC

Le pronostic des fractures chez l'enfant est loin d'être aussi grave que celui de la même affection chez l'adulte; la fracture simple est un accident sans importance, si l'enfant est traité par un chirurgien instruit, qui réduit avec soin les fragments et applique convenablement un appareil.

Il est permis d'affirmer que, d'une manière générale, la consolidation exige moitié moins de temps chez les enfants que chez les grandes personnes. D'ailleurs la durée du temps nécessaire pour la consolidation varie suivant l'âge de l'enfant; ainsi elle est moins longue chez un enfant de trois ans que chez un autre de quinze; elle varie aussi suivant la constitution.

En faisant l'histoire de chaque fracture en particulier, j'indiquerai quel est en moyenne le temps nécessaire pour la consolidation de chacune d'elles.

Chez les enfants qui urinent fréquemment au lit et à qui l'on est obligé de renouveler souvent les appareils aux membres inférieurs, la consolidation est plus lente, à cause du léger mouvement que, malgré soi, on imprime aux fragments toutes les fois que l'on renouvelle l'appareil.

La consolidation se fait encore plus ou moins rapidement, suivant l'état de santé de l'enfant. Chez les rachitiques, elle ne se fait pas pendant la période de ramollissement des os, comme le prouve l'observation rapportée à la page 10; elle commence à se faire lorsque le rachitisme est arrivé à la période d'éburnation.

Chez les scrofuleux, si les fractures ont lieu plus souvent que chez les autres enfants, à cause de la friabilité des os, par compensation elles se consolident beaucoup plus rapidement, peut-être à cause de la vascularité du tissu osseux.

Si la fracture est oblique, le pronostic est un peu plus grave, en raison des difficultés que le chirurgien éprouve à réduire les fragments, à les maintenir réduits, et à cause du raccourcissement du membre qui en est la suite.

Quelquefois chez l'adulte il survient une atrophie du membre fracturé, atrophie qui persiste toute la vie; je n'ai rien observé de semblable chez l'enfant, sans doute à cause du peu de temps nécessaire pour la consolidation dans le jeune âge.

Les fractures voisines des articulations sont plus dangereuses que celles de la partie moyenne des os, à cause de la fausse ankylose qui survient et empêche l'articulation de recouvrer le libre exercice de ses mouvements, ce qui du reste est plus rare chez l'enfant que chez l'adulte. Il peut arriver que l'un des fragments fasse une saillie anormale dans l'articulation et que les mouvements soient gênés pour le reste de la vie, comme le prouve l'observation suivante empruntée à la thèse de M. Lejeune.

Un homme, âgé de trente ans, fit, à l'âge de cinq ans, une chute de cheval, qui occasionna une fracture de l'extrémité inférieure de l'humérus gauche; la peau fut percée par l'un des fragments. M. Perreau, médecin à Fontaines, grand-père de M. Lejeune, fut appelé, réduisit la fracture et appliqua un appareil fait avec des bandes de carton; six semaines après, la consolidation s'était opérée sans accidents. Le petit malade portait encore son bras en écharpe, quand on lui fléchit violemment l'avant-bras sur le bras. De là nouvelles douleurs et rupture probable du cal; un nouvel appareil fut appliqué, et la consolidation s'opéra assez promptement; mais cette fois il fut impossible au jeune malade, malgré ses efforts et sa bonne volonté, de dépasser l'angle droit en fléchissant l'avant-bras sur le bras.

Aujourd'hui, vingt-cinq ans après l'accident, la flexion ne dépasse pas l'angle droit, mais l'extension complète est possible. Si la flexion ne dépasse pas l'angle droit, ce n'est pas à cause de la roideur articulaire, mais parce qu'une saillie osseuse vient arc-bouter contre l'extrémité inférieure de l'humérus [1].

[1] Lejeune, *Thèses de Paris*, 1859.

Notre chapitre consacré aux fractures du coude renferme plusieurs faits semblables à celui-ci.

Lorsqu'une fracture exige que le membre reste longtemps dans l'immobilité, quelle que soit sa position, flexion ou extension, il en résulte une roideur de l'articulation qu'il faut combattre par des mouvements forcés, dès que la consolidation est faite, sans quoi cette roideur articulaire pourrait persister toute la vie ; cet accident est, du reste, comme nous l'avons déjà dit, beaucoup plus à redouter chez l'adulte que chez l'enfant, où il est facile de le combattre. — Cette roideur articulaire, tenant à l'immobilité, reconnait pour cause anatomique la rétraction des ligaments. Dans l'extension ce sont les ligaments placés de ce côté qui se relâchent, se rétractent et empêchent la flexion. Dans la flexion forcée, un phénomène semblable se produit sur les ligaments fléchisseurs, et l'extension complète est ensuite gênée. Dans la demi-flexion, les ligaments latéraux se rétractent et limitent ensuite les mouvements de flexion et d'extension.

C'est avec raison que M. Malgaigne insiste, dans son remarquable *Traité des fractures* et dans ses Leçons, pour que l'on combatte le plus tôt possible cette roideur articulaire, qui, négligée dans les premiers temps après la consolidation, peut rendre le malade infirme pour toute la vie. Dans la crainte de courber ou de rompre le cal, c'est avec beaucoup de ménagement que l'on doit imprimer des mouvements aux articulations.

Nous avons dit que les fractures se consolidaient rapidement chez les enfants, en raison de la vitalité extrême des tissus à cet âge ; mais on cite cependant quelques exemples de non-consolidation. M. Guersant a été obligé de pratiquer dernièrement, à la demande des parents, une amputation de jambe pour une pseudarthrose contre laquelle on avait employé les appareils inamovibles, les cautères, les sétons, la rugination des extrémités osseuses, sans accidents, mais aussi sans résultat (*Gazette des hôpitaux*, numéro du 24 juillet 1860). C'est le seul cas de ce genre que M. Guersant ait observé dans le courant d'une longue pratique à l'hôpital des Enfants ; M. Marjolin n'en a pas encore rencontré.

Nous croyons qu'en appliquant bien les appareils à fractures et qu'en les surveillant avec soin, on préviendra toujours ces accidents, qui sont, du reste, extrêmement rares. Les maladies générales, comme le rachitisme, le scorbut, etc.; et les affections locales, comme la paralysie, l'érysipèle, peuvent, suivant nous, retarder, mais non pas empêcher la consolidation.

Voici un enfant chez qui la fracture a mis trois à quatre mois à se consolider, à cause des complications qui existaient.

Fracture du fémur au quart supérieur. — Large plaie de l'aine et de l'aisselle. — Commotion cérébrale. — Contu-

sion du poumon. — Retard dans la consolidation de la fracture [1].

Pierre M..., âgé de 7 ans, entre le 27 mars 1859 à l'hôpital Sainte-Eugénie.

Une voiture chargée de tonneaux et pesant de cinq à six mille a passé obliquement sur cet enfant, qui a été pressé entre la roue et le trottoir; la roue a passé d'abord sur la cuisse droite, puis sur l'épaule du même côté.

Cet enfant est resté quelques heures sans connaissance, et, les jours suivants, il était encore très-assoupi. Il a craché du sang; cependant on n'a pas trouvé de signes de fracture de côtes.

A l'aine il a une large plaie contuse de vingt-deux centimètres; au-devant de l'épaule est une autre plaie qui met à nu le muscle grand-pectoral. De larges ecchymoses existent à l'abdomen et au thorax.

Le fémur droit est fracturé au quart supérieur.

Les accidents cérébraux et thoraciques disparaissent rapidement. M. Marjolin cherche à réunir les bords de la plaie de l'aine par première intention, mais cette réunion ne se fait pas. Il survient un érysipèle de la cuisse. — Au niveau des ecchymoses, des portions de peau se gangrènent; il se forme un abcès au-dessous de la clavicule droite.

[1] Je dois cette observation à l'obligeance de mon collègue et ami, M. Leclerc.

La cuisse est placée dans une gouttière; mais, chaque jour, en pansant la plaie de l'aine, on imprime involontairement des mouvements au fémur, et la consolidation ne se fait pas.

5 mai : application d'un appareil de Scultet; la plaie de l'aine n'est pas encore entièrement cicatrisée.

20 *id.* : pas de consolidation. M. Marjolin, craignant une pseudarthrose, met un bandage inamovible, qui comprend tout le membre et le bassin.

25 juillet : l'appareil est enlevé et la fracture consolidée.

14 août : l'enfant sort complétement guéri.

Les fractures compliquées de plaie communiquant avec le foyer de la fracture sont très-graves chez l'adulte, et souvent elles compromettent la vie; chez l'enfant elles sont loin d'avoir la même gravité, et généralement elles guérissent parfaitement bien en un temps un peu plus long que les fractures simples.

Voici un exemple qui prouve le peu de gravité des fractures compliquées de plaie chez les enfants. Chez ce malade, comme on va le voir, le fragment supérieur de l'humérus avait traversé la peau. M. Marjolin fut obligé de reséquer une portion de ce fragment pour le réduire, et cependant la consolidation était terminée le vingtième jour après l'accident.

Fracture de l'humérus avec saillie du fragment supérieur à travers la peau, et fracture de l'avant-bras du même côté, causées par une chute d'un sixième étage.

Le 4 juillet 1859, Édouard P....., âgé de neuf ans, tombe d'un sixième sur le sol, on le relève sans connaissance, et, trente-six heures après l'accident, on le transporte à l'hôpital Sainte-Eugénie. Il est toujours sans connaissance; il n'y a pas de contracture des doigts; pas de signe de contusion cérébrale; pas de blessure à la tête.

A la partie interne et supérieure du bras droit est une plaie qui livre passage au fragment supérieur de l'humérus; cette fracture est un exemple de fracture en rave; la cassure est nette, sans dentelures et bien transversale. La réduction du fragment supérieur est impossible, même après que le chirurgien a agrandi la plaie; aussitôt que l'on tente la réduction, il part un jet de sang qui est arrêté par la compression directe avec le doigt. M. Marjolin resèque l'humérus dans l'étendue de trois centimètres, alors la réduction s'opère facilement; pas d'hémorrhagie; pansement simple. On applique un bandage roulé, le bras étant rapproché du tronc et l'avant-bras fléchi au-devant de la poitrine. La portion reséquée de l'humérus a été perdue; je le regrette beaucoup, parce que c'était un bel exemple de fracture en rave.

L'avant-bras du même côté est aussi fracturé, mais sans complication aucune.

Du 4 au 10 juillet : l'enfant est toujours très-agité. La commotion cérébrale est traitée énergiquement par des révulsifs cutanés et intestinaux et par du calomel fractionné à l'intérieur.

11 juillet : l'agitation est un peu moindre. Édouard tourne la tête lorsqu'on l'appelle. Le bras est en bon état ; il y a peu de suppuration.

12 juillet : il reconnaît sa mère et demande un peu de bouillon.

15 juillet ; les accidents se sont beaucoup amendés ; il parle, mais à voix lente et nasillarde, et il ne dit que quelques syllabes.

16 juillet : son état s'est encore amélioré, mais sa parole est toujours lente et traînante.

18 juillet : la fracture de l'avant-bras est consolidée. Le bras est en très-bon état, il commence à se consolider ; peu de mobilité ; le volume de l'os est plus considérable au niveau de la fracture ; la plaie est presque fermée. On constate peu de raccourcissement à la vue.

21 juillet : il va très-bien. La voix est beaucoup moins traînante. Le bras est en très-bon état. Consolidation presque complète.

25 juillet : l'enfant parle naturellement ; il se rappelle être tombé d'un sixième ; il se lève. La plaie du bras est fermée et la consolidation complète.

15 août : il sort guéri.

Dans les cas de fractures articulaires avec plaie, même comminutives, il faut être très-sobre d'amputations, car l'on voit souvent de ces fractures, qui amèneraient infailliblement la mort chez l'adulte, guérir parfaitement bien chez l'enfant.

Le temps exigé pour la guérison des fractures articulaires avec plaie et séquestres multiples est ordinairement très-long.

Dans quel cas faut-il amputer? dans quel cas faut-il tenter la conservation du membre? Il est difficile de répondre à ces questions, et c'est à la sagacité du chirurgien expérimenté à décider.

Je crois qu'en général il faut essayer de conserver le membre, toutes les fois que l'attrition des parties molles n'est pas telle que l'on ait à craindre une gangrène de nature à compromettre l'existence.

Lorsque les gros troncs vasculaires et nerveux ne sont pas lésés, le chirurgien ne doit pas pratiquer l'amputation immédiate.

CHAPITRE V

DU TRAITEMENT

Réduire les fragments et les maintenir réduits, tel est le rôle du chirurgien dans le traitement des fractures. Bien entendu que, s'il n'y a pas de déplacement des fragments, il est inutile et même nuisible de faire des tentatives de réduction; il faut donc se bien garder alors d'imprimer au membre fracturé des mouvements qui sont très-douloureux; et, si l'on est obligé de transporter le blessé avant l'application de l'appareil, le chirurgien doit maintenir les deux fragments immobiles en appliquant une main sur chacun d'eux.

Si la fracture porte sur les membres inférieurs, et que l'on soit obligé de placer le malade sur un brancard pour monter un escalier, il faut que les pieds soient dirigés en avant pour empêcher le poids du corps de faire saillir le fragment supérieur; si l'on descend l'escalier, c'est la tête qui doit descendre la première, pour la même raison.

Le membre fracturé doit être placé sur un coussin assez dur, rempli de balle d'avoine : les coussins qui n'ont pas une certaine dureté permettent au membre de se creuser une dépression inégale, et, par suite, facilitent le déplacement des fragments.

Faut-il réduire aussitôt après l'accident ou bien attendre plusieurs jours ? Il est évident que si le chirurgien est appelé peu de temps après l'accident et qu'il n'y ait pas de gonflement notable, il doit réduire immédiatement. S'il est appelé plusieurs heures ou plusieurs jours après l'accident et qu'il y ait un gonflement considérable tenant soit à un épanchement sanguin, soit à l'inflammation, doit-il réduire immédiatement ou attendre que le gonflement ait disparu ou diminué ? Les préceptes recommandés pour les adultes doivent être suivis pour les enfants. Si le gonflement n'empêche pas de sentir les fragments, le chirurgien doit réduire immédiatement. Si, au contraire, ce gonflement est tel qu'il y ait impossibilité de sentir les fragments, le chirurgien doit attendre un ou plusieurs jours avant de procéder à la réduction, mais il doit placer immédiatement le membre dans une bonne position pour en faciliter le dégorgement, et l'entourer soit de cataplasmes presque froids, soit de compresses résolutives.

Cette réduction est facile à obtenir chez les enfants ; les mains des aides et du chirurgien suffisent toujours, sans que l'on soit obligé de recourir à des machines. Habituellement un aide pratique l'extension, pendant que le chirurgien fait d'une main la contre-extension et de l'autre la coaptation.

Chez les enfants on peut tout aussi bien exercer l'extension et la contre-extension sur les fragments que sur les parties du membre qui s'articulent avec les fragments. En pratiquant l'extension et la contre extension sur les fragments, on n'a pas à craindre de voir survenir comme chez l'adulte des contractions spasmodiques dans les muscles des membres fracturés.

A quels appareils doit-on avoir recours pour maintenir la réduction?

M. Marjolin emploie les gouttières, les appareils à attelles et les appareils inamovibles; jamais il n'a recours. pour les enfants, à cause de leur indocilité, à l'hyponarthécie, qui consiste dans la position et la suspension sans appareil contentif.

Ces trois classes de moyens suffisent parfaitement pour maintenir la réduction dans les différentes variétés de fractures.

La position seule, comme nous l'avons déjà dit, est insuffisante dans le traitement des fractures chez les enfants; cependant le chirurgien doit s'en occuper avec soin, s'il veut mener à bien la consolidation.

Le malade atteint d'une fracture aux membres inférieurs doit rester au lit jusqu'à ce que le cal soit assez solide pour ne pas fléchir sous le poids du corps dans la marche. Le lit doit être un peu dur, sans lit de plume, et même on recommande de mettre une planche au-dessous du matelas sur lequel repose le blessé.

Si la fracture siége aux membres supérieurs, le plus

souvent le malade pourra se lever ; mais le chirurgien doit par prudence faire rester au lit les enfants indociles et ceux dont la fracture est sujette à déplacements.

Quelle position doit-on donner au membre fracturé? Celle dans laquelle les muscles qui agissent sur les fragments sont le moins tendus, c'est-à-dire la demi-flexion, qui est la position naturelle des membres.

« La situation naturelle de nos membres, dit Boyer, est celle qu'on remarque dans un homme qui repose et surtout qui dort ; car alors tous les mouvements cessent, chaque partie se met dans la situation qui lui est la plus naturelle ; or, dans cet état, les membres ne sont jamais entièrement pliés, mais seulement médiocrement fléchis. La demi-flexion est donc la situation la plus naturelle de nos parties, celle dans laquelle tous les muscles sont également tendus et relâchés ; par conséquent, c'est celle qu'il faut donner aux membres fracturés. Cette position, conseillée par Hippocrate et par Galien, a été ensuite singulièrement vantée par Pott, qui me paraît en avoir exagéré les avantages. Considérée d'une manière générale, elle est, sans contredit, préférable à toute autre situation du membre ; mais son usage doit être soumis à des exceptions ; » exceptions que l'illustre pathologiste indique en traitant des fractures en particulier.

Nous partageons pleinement l'opinion de Boyer, et nous engageons les praticiens à suivre le conseil qu'il nous donne.

Après avoir fait connaître que la position demi-fléchie est, d'une manière générale, la plus favorable, passons en revue les trois classes d'appareils que nous recommandons dans le traitement des fractures.

Appareils a attelles. — Les seules attelles employées sont en bois ou en carton, et nous préférons, même pour les enfants, les attelles en bois, qui maintiennent beaucoup mieux la réduction; mais l'emploi de ces attelles réclame certaines précautions pour prévenir les gangrènes, qui surviennent si facilement chez les enfants sous l'influence de la compression, comme j'en ai vu plusieurs exemples sur des malades qui avaient été pansés en ville, avant leur entrée à l'hôpital. Les attelles ne doivent jamais être appliquées à nu sur la peau; les compresses qui les séparent de la peau doivent être en assez grand nombre pour que la striction ne soit pas douloureuse, et elles doivent dépasser l'attelle.

Pour les fractures des membres inférieurs nous employons presque constamment l'appareil de Scultet. Pour les fractures de l'avant-bras, si communes chez les enfants, nous avons recours à deux attelles placées l'une à la face antérieure et allant jusqu'au bout des doigts, l'autre à la face dorsale et ne dépassant pas le poignet. Les appareils à attelles sont donc de beaucoup les plus généralement employés. Il n'est pas nécessaire de rappeler ici les immenses avantages de l'appareil de Scultet, qui permet de visiter le membre fracturé, et même de panser les plaies, si la fracture est compliquée de plaies, sans imprimer aux fragments le moindre mouvement. Ces appareils, même très-bien appliqués, sont sujets à se relâcher; aussi est-on obligé de les renouveler fréquemment. Le chirurgien ne doit pas hésiter à lever l'appareil dès que le malade accuse de la douleur. Le bon emploi et la surveillance rendent l'appareil de Scultet le meilleur de tous les appareils pour les fractures aux membres inférieurs.

Gouttières. — Elles sont faites soit en fil de fer, soit en fer-blanc, soit en gutta-percha, soit en carton; elles sont employées de préférence pour les fractures très-compliquées aux membres inférieurs et pour les fractures du coude, très-communes chez les enfants. Elles ne maintiennent pas les fragments aussi bien que les appareils à attelles; aussi leur préfère-t-on ces derniers, excepté pour les cas particuliers que nous venons d'indiquer. Les gouttières en gutta-percha ont comme inconvénient d'exhaler une mauvaise odeur, ce qui tient à ce qu'étant imperméables elles ne laissent pas passer la transpiration; elles ont aussi leurs avantages dans le traitement des fractures comminutives, car elles sont plus faciles à modifier que les gouttières en fil de fer.

Appareils inamovibles. — Ils peuvent être faits avec différentes substances; ceux que l'on préfère aujourd'hui sont fabriqués soit avec la dextrine, soit avec le plâtre.

M. Velpeau, qui a introduit dans la pratique l'usage de la dextrine, s'en sert de la manière suivante : il commence par faire une pâte avec la dextrine et l'alcool, puis il ajoute de l'eau tiède. La solution se prépare avec dextrine, cent parties ; eau-de-vie camphrée, soixante parties ; eau chaude, cinquante parties. Trois cents grammes de dextrine suffisent pour un appareil d'enfant. Une fois la solution faite, on y roule une bande pour la bien imbiber.

Jamais on n'applique la bande dextrinée à nu sur la peau ; elle en est toujours séparée par une bande roulée sèche qui dépasse en haut et en bas la bande dextrinée ; de plus, toutes les saillies osseuses sont garnies de ouate, qui prévient une compression trop forte.

Le grand inconvénient de l'appareil dextriné, c'est qu'il exige vingt-quatre heures pour se dessécher ; c'est pourquoi généralement aujourd'hui on lui préfère les appareils en stuc. Ces derniers se préparent avec du plâtre et une solution de gélatine (un gramme de gélatine pour cinq cents grammes d'eau.) On verse dans un bassin une certaine quantité de la solution gélatineuse, puis on ajoute du plâtre réduit en poudre ; on mêle le tout de manière à faire une pâte de consistance sirupeuse ; il faut que toute la masse nécessaire soit faite en une seule fois : car, si l'on ajoute de la solution gélatineuse ou du plâtre, le mélange se fait mal et la dessiccation de l'appareil se fait attendre longtemps.

On roule dans cette pâte une bande de gaze qui est appliquée sur le membre fracturé avec les mêmes précautions que la bande dextrinée, c'est-à-dire par-dessus une bande roulée sèche.

Cet appareil est sec en dix minutes; ce qui permet au chirurgien de quitter son malade seulement après la dessiccation complète, ce qui permet aussi de maintenir le membre dans la position voulue pendant la dessiccation.

C'est M. Richet qui a conseillé de délayer le plâtre avec une solution de gélatine ; on se servait autrefois de plâtre et d'eau, mais le mélange se desséchait trop rapidement pour que l'on eût le temps d'y rouler une bande; M. Richet a donc rendu un vrai service en conseillant l'addition de la gélatine.

On se sert d'une bande en gaze et non pas en toile pour rendre l'appareil le moins lourd possible, le plâtre étant d'un poids considérable; malgré cette précaution les appareils en stuc sont encore plus pesants que les bandes dextrinées; cependant on les préfère à ces dernières parce qu'ils se dessèchent beaucoup plus rapidement.

Nous parlerons, à propos des fractures du tibia, de l'appareil en papier de M. Laugier.

A quelle époque faut-il appliquer les appareils? Nous les appliquons dès que nous avons constaté l'existence de la fracture. Il est évident que nous ne mettons jamais tout d'abord un appareil inamovible, qui nous empêcherait de surveiller la marche de la fracture et de voir les accidents qui pourraient survenir. Nous plaçons simplement une gouttière ou un appareil à attelles convenablement serré, ou simplement deux coussins, un de chaque côté du membre.

Le but que nous nous proposons par l'application immédiate de ces appareils très-simples est de prévenir les mouvements, qui sont très-douloureux, et tous les jours nous pouvons constater les résultats heureux que fournit cette pratique : nous voyons des malades ne cesser de crier, à cause des douleurs occasionnées à chaque instant par les mouvements imprimés au membre atteint de fracture, ne plus se plaindre, dès qu'on leur applique un appareil qui, s'opposant à la mobilité des fragments, met fin à leurs souffrances.

Au bout de combien de temps doit-on lever l'appareil? Il n'y a pas de règle fixe à cet égard; le chirurgien doit voir son malade deux fois par jour dans les premiers temps; s'il s'aperçoit qu'il souffre, que les extrémités du membre sont gonflées ou n'ont pas leur coloration normale, que l'appareil est trop lâche ou trop serré, il doit lever l'appareil et le réappliquer. Il est de toute nécessité que le médecin surveille avec le plus grand soin le blessé auquel il a appliqué un appareil à fracture, s'il ne veut pas s'exposer à voir des gangrènes qu'il aurait pu prévenir, accident malheureusement trop fréquent.

Quelles sont les indications et les contre-indications de l'usage des appareils inamovibles?

On peut, suivant nous, appliquer un appareil inamovible sur les membres fracturés toutes les fois que la consolidation est assez avancée pour qu'on n'ait plus à craindre de déplacement des fragments, ni un retrait considérable du membre. Mais on ne doit jamais appliquer ces appareils dans les premiers jours et surtout dans les quarante-huit premières heures de la fracture, appareils qui ne permettent pas de voir à leur début les accidents qui sont si fréquents à cette époque de la maladie.

On fait aujourd'hui un abus des appareils inamovibles; on les applique prématurément et beaucoup trop souvent; — cet abus n'est pas sans danger. Le nombre des cals vicieux est, en effet, beaucoup plus considérable aujourd'hui qu'il ne l'était autrefois, alors que les appareils inamovibles n'étaient pas introduits et répandus dans la pratique.

Comment expliquer la fréquence de ces cals difformes? Très-souvent les appareils inamovibles sont trop lâches, le membre joue à l'intérieur et se plie au niveau du cal encore mou. — Si, au lieu d'être trop lâches, ils sont trop serrés, le danger est encore plus grand, car la gangrène peut survenir rapidement. — Les appareils appliqués de trop bonne heure, alors qu'il existe encore du gonflement ne tardent pas à devenir trop lâches, et dès lors les fragments, n'étant plus maintenus convenablement, changent de rapport et se consolident vicieusement.

De ce qui précède nous pouvons tirer les conclusions suivantes : 1° il ne faut pas appliquer les appareils inamovibles avant un commencement de consolidation ni avant la disparition complète du gonflement ; 2° ces appareils doivent être mis avec le plus grand soin pour n'être ni trop lâches, ni trop serrés ; 3° on doit les enlever dès qu'on soupçonne l'existence d'une complication, ou que leur application laisse à désirer.

Appareils a extension continue. — Nous n'avons pas, jusqu'à présent, parlé des appareils à extension continue, et cela avec intention. Chez les enfants, en effet, on a rarement recours à l'extension continue; presque toujours un appareil de Scultet bien appliqué maintient convenablement la réduction, parce que les contractions musculaires sont moins fortes que chez les adultes.

S'il y avait une grande tendance au chevauchement, il faudrait faire l'extension avec une bande appliquée à la partie inférieure de la jambe, et s'attachant aux barreaux du lit du côté des pieds ; — la contre-extension serait faite avec une alèze pliée en long, embrassant dans sa partie médiane l'aine du côté malade, et s'attachant aux barreaux du lit du côté de la tête. Ce moyen nous paraît préférable aux appareils compliqués, et son application ne présente aucun danger. Du reste, nous le répétons, un appareil de Scultet suffit presque toujours pour maintenir convenablement la réduction des fragments, par conséquent on n'a pas souvent l'occasion de faire usage de l'extension continue chez les enfants.

TRAITEMENT GÉNÉRAL DES ENFANTS ATTEINTS DE FRACTURE. — Le plus ordinairement il n'y a pas de réaction; il faut alors nourrir les enfants comme s'ils n'avaient pas de fracture, et ne rien supprimer de leurs aliments habituels. Si par hasard il y avait un mouvement fébrile tenant soit à la fracture, soit à une complication, il serait bon de faire une action révulsive sur l'intestin et de soumettre le malade à une demi-diète. Il faut, du reste, suivre les indications, et il est bien difficile de donner des préceptes généraux.

En traitant une fracture, il faut aussi s'occuper de la constitution de l'individu : si l'enfant est scrofuleux, lui donner des toniques; s'il est atteint de rachitisme ou de scorbut, lui donner également des toniques, et surtout le laisser enfermé le moins possible dans les appartements, le conduire au grand air en le portant dans les bras ou bien en le traînant dans une voiture, dès que l'état de la fracture le permet. Le grand air est le meilleur moyen de fortifier les individus; c'est lui qui excite les fonctions digestives et favorise la nutrition; et il faut, avant de donner des aliments aux malades, exciter leur appétit pour qu'ils puissent prendre de la nourriture et l'assimiler.

Traitement des fractures compliquées. — Nous avons déjà dit, en parlant du pronostic, que les fractures compliquées sont infiniment moins graves chez les enfants que chez les adultes.

C'est surtout pour ces fractures que l'on doit employer les appareils qui permettent de visiter fréquemment le membre, et qu'il faut proscrire les bandages inamovibles.

La contusion est la complication la plus fréquente ; mais, le plus ordinairement, elle n'est pas grave. Les contusions simples, sans plaies, guérissent bien, même sans traitement spécial, à condition que le membre sera dans une bonne position et que l'appareil ne sera pas trop serré. S'il se forme des phlyctènes, il faut les percer sans enlever l'épiderme.

Si une artère d'un certain calibre a été blessée, ce qui est rare, il faut la comprimer avec les doigts pendant plusieurs jours au-dessus de la blessure, afin d'amener la formation d'un caillot qui arrête l'hémorrhagie. Cette compression peut être faite par des personnes étrangères à l'étude de la médecine; si elle échoue, il faut lier le vaisseau. La blessure artérielle peut exister avec ou sans plaie des téguments et réclame, dans un cas comme dans l'autre, le même traitement.

Les plaies qui compliquent les fractures sont preduites par les fragments ou bien par la violence externe.

Dans le premier cas, il peut arriver que la plaie des téguments soit étroite et la réduction impossible ; il faut alors agrandir la plaie pour faire rentrer la portion d'os saillante au dehors ; si, après le débridement, il est impossible de réduire, il faut reséquer l'extrémité du fragment en cherchant à conserver le périoste.

Dans le cas où la plaie est produite par la violence externe qui a causé la fracture, et non par les fragments, il faut panser la plaie simplement, si la fracture n'est pas comminutive et s'il n'y a point menace d'inflammation. — Si, au contraire, la fracture est comminutive et s'il existe une attrition notable des parties molles, on doit craindre une inflammation et appliquer pendant quelques jours des émollients sur la partie malade, ou bien avoir recours à des irrigations continues.

Je ferai remarquer ici que les fractures comminutives et avec esquilles primitives sont très-rares chez les enfants. Presque jamais, m'a répété souvent M. Marjolin, on ne voit chez les enfants d'esquilles primitives, mais seulement des esquilles secondaires détachées par la suppuration. Cette particularité paraît tenir à ce que les os des enfants n'étant pas aussi friables que ceux des adultes, ont moins de tendance à se briser complétement.

Comme la vitalité est très-grande chez les enfants, et comme l'infection purulente est un accident extrême-

ment rare dans le jeune âge[1], il est fréquent de voir des enfants atteints de fractures compliquées de plaie et de contusion très-forte, et cependant guérir parfaitement, tandis que des adultes aussi gravement blessés succomberaient assez souvent.

On ne doit donc pratiquer d'amputation pour des fractures chez les enfants que dans les cas où l'attrition porte sur une assez grande étendue des parties molles, et lorsque les gros troncs nerveux et vasculaires sont dans un tel état qu'on ne peut plus espérer que la vitalité puisse se conserver dans le membre.

Si l'on n'a pas pratiqué l'amputation immédiate et que la gangrène survienne, il faut attendre qu'elle soit limitée avant de recourir à l'amputation secondaire.

Lorsqu'un malade est atteint de luxation et de fracture, il faut tout d'abord réduire la luxation ; si l'on attendait que la consolidation de la fracture fut terminée avant de réduire, la réduction pourrait être très-difficile ou même impossible, à cause des altérations des surfaces articulaires ; et par suite le malade serait infirme pour toute la vie.

Comme le lecteur vient de le voir par l'exposé que nous avons fait du traitement des fractures chez les enfants, il faut avant tout tenir compte des indications et

[1] M. Marjolin, dans l'espace de sept années, n'a vu que cinq cas d'infection purulente dans un service de chirurgie composé de cent cinq enfants.

pour le choix des appareils et pour l'emploi des moyens propres à prévenir et à traiter les complications.

Accidents que l'on peut observer après la consolidation des fractures. — Il peut exister une raideur des articulations que l'on combattra par les bains, les douches et les mouvements forcés.

Souvent le membre s'œdématise, lorsque le malade commence à marcher; cet œdème tient à l'atonie du membre et sera prévenu par l'application d'une bande roulée sèche.

Les pseudarthroses sont extrêmement rares chez les enfants, puisque M. Guersant, dans sa longue pratique, n'en a observé qu'un exemple. Nous croyons que l'on préviendra toujours cet accident dans le jeune âge en appliquant bien les appareils à fracture.

Si pour une raison quelconque : indocilité du malade, appareil mal appliqué, etc., le cal est difforme, il sera possible dans les premiers temps, alors que le cal n'est point dur, de le redresser à l'aide des mains.

Si le cal n'est pas encore tout à fait solide et que la consolidation se soit faite vicieusement, M. Marjolin réapplique l'appareil avec le plus grand soin et redresse le cal à l'aide de compresses, de bandes et d'attelles convenablement disposées. — Mais si la consolidation est terminée depuis longtemps et que les fonctions du membre ne soient pas gênées; M. Marjolin ne veut pas que pour redresser un cal vicieux, on tente la rupture du cal ou toute autre opération qui puisse compromettre l'existence du malade.

Un chirurgien distingué, M. Josse, d'Amiens, a reséqué à la fois le tibia et le péroné dans un cas où les fragments consolidés faisaient, par leur réunion, un angle très-saillant en avant; le résultat fut aussi heureux que possible; le malade eut un membre raccourci, mais bien conformé et pouvant remplir toutes ses fonctions. — Pour un cas presque semblable, M. Malgaigne a pratiqué aussi une resection; mais, moins heureux que M. Josse, il perdit son malade de pourriture d'hôpital. Ce résultat malheureux prouve qu'il faut bien se garder, lorsqu'un malade peut se servir de son membre, de pratiquer une resection pour remédier à un cal difforme.

M. Malgaigne, dans un chapitre de son Traité des fractures, ayant pour titre : *De quelques maladies du cal*, parle : 1° des *douleurs persistantes dans le cal*; 2° de l'*exubérance du cal*; 3° des *chairs fongueuses pullulant à la surface du cal*[1].

Les douleurs ayant pour siége un cal ancien, revenant à chaque changement de temps, s'observent quelquefois chez les grandes personnes, mais sont rares chez les enfants. Lorsque ces douleurs se font sentir peu de temps après la consolidation, elles tiennent à ce que le cal n'est pas suffisamment solide; il faut alors faire

[1] M. Marjolin a vu un kyste se développer au contact d'un cal, mais la résorption du liquide s'est faite spontanément.

garder le lit au malade, et même lui réappliquer un appareil.

On observe très-rarement un développement de chairs fongueuses à la surface du cal; et le seul exemple cité par M. Malgaigne est un fait exceptionnel, et peut-être sans analogue dans la science.

L'exubérance du cal se voit au contraire assez fréquemment, et surtout dans les fractures du quart supérieur du fémur; j'ai constaté ce phénomène chez un enfant atteint de fracture de l'extrémité inférieure du radius et je rapporte ici son observation.

OBSERVATION. — *Exubérance du cal chez un enfant de 8 ans.*

Étienne V..., âgé de 8 ans, entre à l'hôpital Sainte-Eugénie, le 6 juillet 1860, pour une fracture de l'extrémité inférieure du radius, qu'il s'est faite en tombant de sa hauteur sur un morceau de bois; c'est la paume de la main qui a supporté le poids du corps dans la chute; les signes de la fracture sont bien marqués; la déformation en talon de fourchette est très-prononcée, le fragment inférieur fait une saillie considérable en arrière. M. Marjolin réduit en tirant sur la main et en repoussant en avant le fragment inférieur pendant qu'un aide fait la contre-extension; toutefois la réduction complète est impossible, le fragment inférieur fait toujours une légère saillie en arrière et le fragment supérieur une saillie semblable en avant. Une attelle courbée suivant les bords est appliquée à la face antérieure de l'avant-bras; la courbure de l'attelle répond au poignet, et la main est portée en dedans.

20 juillet : consolidation terminée; l'extrémité inférieure du fragment supérieur fait une légère saillie en avant; la saillie en arrière du fragment inférieur est moins sensible que la saillie en avant du supérieur.

25 juillet : ce malade quitte l'hôpital avec sa fracture consolidée.

Le 10 septembre suivant, il rentre dans le service de M. Marjolin pour une tumeur osseuse située en avant de la partie inférieure du radius; cette tumeur est plus grosse que la moitié d'un œuf de poule, elle est arrondie, fait corps avec le radius, ne détermine pas de douleur, la peau qui la recouvre ne présente aucune altération, elle est bien limitée à la face intérieure du radius et a bien certainement le cal pour point de départ.

Un autre accident qui n'est pas rare est la fracture du cal dans les premiers temps qui suivent la consolidation. — Voici deux observations de fractures du cal.

OBSERVATION. — *Fracture du cal au 60e jour.*

Adèle G....., âgée de six ans, entre le 24 mai 1860 à l'hôpital Sainte-Eugénie, dans le service de M. Marjolin, pour une fracture de l'avant-bras gauche qu'elle s'est faite en tombant de sa hauteur sur le pavé. Cette fracture est complète; les fragments forment un angle ouvert en arrière, mais il est facile de leur donner une autre direction sans produire le craquement que l'on entendrait s'il s'agissait d'une fracture incomplète; la mobilité anormale et la crépitation sont très-faciles à constater.

Après avoir opéré la réduction des fragments, l'interne du service applique un appareil consistant en une attelle placée à la face antérieure de l'avant-bras, maintenue à l'aide d'une bande et séparée de la peau par une compresse pliée en plusieurs doubles.

10 juin : la malade quitte l'hôpital; sa fracture est consolidée depuis plusieurs jours; le cal est très-solide et peu saillant.

24 juillet : deux heures après être tombée dans un escalier, elle rentre à l'hôpital pour une fracture des deux os de l'avant-bras située juste au niveau du cal; cette fracture est incomplète; on perçoit facilement de la mobilité anormale et de la crépitation. — Même appareil que lors de la première entrée à l'hôpital.

3 août : il y a consolidation.

7 août : l'enfant sort de l'hôpital avec un cal régulier que l'on sent à peine.

OBSERVATION. — *Fracture du cal au 16e jour.*

Émile L..., âgé de huit ans et demi, entre à l'hôpital Sainte-Eugénie le 20 septembre 1860. Ce jour-là même, il s'est fait une fracture un peu-dessous de la partie moyenne de l'avant-bras gauche, en tombant de sa hauteur sur le trottoir. Les fragments forment un angle saillant en avant et en dehors. Pour opérer la réduction, un aide tire sur la partie supérieure de l'avant-bras, pendant que le chirurgien exerce une traction semblable sur le fragment inférieur, et la réduction se fait, accompagnée d'un craquement tenant à ce que la fracture, qui était incomplète, vient de se compléter.

Une fois la réduction obtenue, une attelle est placée à la face antérieure de l'avant-bras, séparée de la peau par une compresse longuette et maintenue en place par une bande roulée.

28 septembre : il n'y a plus de mobilité anormale ; cependant M. Marjolin réapplique l'appareil par précaution.

6 octobre : le cal est solide ; une bande roulée sèche sans attelles recouvre le membre. Le malade se lève, mais il tombe de sa hauteur sur le parquet et se fait une fracture au niveau du cal ; il n'y a pas de mobilité anormale ni de crépitation, mais une déformation très-prononcée, qui consiste en une saillie en avant des fragments ; en opérant la réduction on produit un craquement qui indique, comme la première fois, que la fracture se complète.

Application d'une attelle à la face antérieure de l'avant-bras avec une compresse plus épaisse au niveau de la fracture que dans les autres points, pour repousser en arrière l'angle saillant en avant.

Le 6 octobre, ce malade sort avec sa fracture consolidée; le cal est régulier, cependant il fait une légère saillie à la partie interne du cubitus.

Ces deux observations démontrent que, dans les premiers temps qui suivent la consolidation, le cal se fracture facilement.

De l'allongement des os après la consolidation des fractures. — M. Baizeau et M. Herpin, de Genève, ont avancé que le raccourcissement des membres, qui succède aux fractures, pouvait, chez les enfants, disparaître en quelques mois.

M. Baizeau fit l'autopsie d'un enfant de cinq ans récemment guéri d'une fracture de cuisse. Les deux fémurs était égaux en longueur à un millimètre près, et cependant il existait un chevauchement considérable des deux fragments. — Deux fois M. Herpin, de Genève, a vu, chez des enfants de cinq à six ans, un raccourcissement de trois centimètres consécutifs à une fracture de fémur disparaître dans l'espace d'une année. Mais il reste à savoir s'il n'y a pas eu d'erreur dans la mensuration et si l'on n'a pas été trompé par une inclinaison du bassin, inclinaison qui se fait beaucoup plus facilement encore chez l'enfant que chez l'adulte.

M. Baizeau a fait, sur de jeunes animaux, des expériences qui prouveraient que les os fracturés s'allongent, et que cet accroissement en longueur porte uniquement sur la diaphyse et nullement sur les épiphyses. D'après

M. Baizeau, l'allongement n'a lieu que si la fracture est accompagnée de chevauchement des fragments; si les fragments n'ont pas chevauché, il n'y a pas d'allongement de l'os.

Je n'ai pas vu de fracture se consolider avec un raccourcissement notable du membre, de telle sorte que je n'ai pas pu observer si les os fracturés, après la consolidation, croissaient en longueur de manière à devenir aussi longs que ceux du côté opposé.

Malgré les expériences de M. Baizeau, l'allongement des os, chez les enfants atteints de fracture avec chevauchement des fragments, n'a pas encore été observé un assez grand nombre de fois pour être admis comme démontré.

DEUXIÈME PARTIE

DES FRACTURES EN PARTICULIER

Nous allons décrire séparément les diverses fractures que l'on observe chez les enfants, et nous les examinerons principalement au point de vue pratique, c'est-à-dire sous le triple rapport du diagnostic, du pronostic et du traitement.

Les maladies que l'on rencontre le plus souvent étant les plus importantes à bien connaître, nous décrirons avec plus de détails les fractures les plus communes chez l'enfant, comme les fractures du coude, les fractures de l'avant-bras, etc., et nous ne parlerons pas des fractures que l'on n'observe point chez eux, comme la fracture du col du fémur. — L'histoire des fractures du crâne rentrant dans celle des plaies de tête, nous n'en parlerons pas non plus.

CHAPITRE PREMIER

FRACTURES DU MAXILLAIRE INFÉRIEUR

Ces fractures sont rares chez l'enfant. Sur cent fractures observées dans le jeune âge, il n'y a guère qu'une fracture du maxillaire inférieur.

On peut observer des solutions de continuité sur tous les points de cet os; aussi les auteurs ont-ils décrit des fractures du corps du maxillaire, des fractures des branches, des fractures de l'apophyse coronoïde et des fractures du col du condyle. Mais les fractures du corps de l'os sont de beaucoup les plus fréquentes.

Le corps du maxillaire inférieur peut être fracturé dans tous les points de son étendue, et Boyer a eu le tort de soutenir qu'on n'observait pas cette fracture au niveau de la symphise. Un assez grand nombre de fractures ont été observées sur la ligne médiane, et moi-même j'en ai observé une à l'hôpital Saint-Louis, dans le service de mon savant maître M. Denonvilliers.

Ces fractures reconnaissent ordinairement pour cause une chute d'un lieu élevé sur le menton, un coup de poing, un coup de pied de cheval, ou le passage d'une roue de voiture; dans ce dernier cas la fracture est le plus souvent comminutive.

Les fractures des alvéoles, produites par l'avulsion des dents avec la clef de Garengeot, sont généralement sans gravité aucune.

Les signes qui nous permettent de reconnaître cette fracture sont la douleur, la gène des mouvements, la déformation, la mobilité anormale et la crépitation.

La douleur est augmentée par tous les mouvements imprimés à la mâchoire, elle est ordinairement limitée au point fracturé.

La déformation, causée par le déplacement des fragments, n'existe pas lorsque ces fragments n'ont subi aucun déplacement. Pour constater la déformation il suffit de promener le doigt le long du bord inférieur de la mâchoire; ce moyen permet de reconnaître les déplacements suivant la hauteur et suivant l'épaisseur.

En faisant ouvrir la bouche du malade, on voit que les dents ne sont pas au même niveau à l'endroit de la fracture, l'un des fragments étant plus élevé que l'autre.

Pour constater la mobilité anormale et la crépitation, il faut saisir les deux fragments et leur imprimer des mouvements en sens inverse de haut en bas et de bas en haut; il faut apporter une grande réserve dans ces explorations, dans la crainte de déchirer le périoste plus qu'il ne l'est déjà.

On n'observe guère que deux sortes de déplacements dans les fractures du corps du maxillaire inférieur : déplacements suivant la hauteur et déplacements suivant l'épaisseur.

Autrefois on attribuait les déplacements à l'action musculaire ; M. Malgaigne a fait remarquer avec raison que le sens du déplacement était surtout causé par la direction de la fracture et par celle de la violence extérieure.

M. Foucher, dans un article publié dans le journal l'*Union médicale* (1851), fait ainsi la part de l'action musculaire : 1° Quand la fracture est sans déplacement. les muscles contribuent à maintenir les fragments en rapport ; 2° s'il y a un déplacement, c'est la direction de la fracture et celle de la violence extérieure qui en commandent le sens ; 3° l'action musculaire n'agit sur le déplacement qu'en le maintenant tel que l'ont produit les deux dernières causes.

La déchirure du nerf dentaire est extrêmement rare, comme le font remarquer les auteurs du *Compendium de chirurgie*, et, si une paralysie de la sensibilité, causée par cette déchirure ou par une autre lésion du nerf, accompagne quelquefois la fracture, cette paralysie est sans gravité et disparait en quelques jours.

Cette fracture n'est pas grave, lorsqu'il n'existe pas de complication ; elle se consolide en quinze à vingt jours chez les enfants.

Lorsque la fracture est peu sujette aux déplacements, le bandage le plus simple est le meilleur, et nous conseillons pour ces cas, qui sont les plus fréquents, le bandage désigné sous le nom de *fronde* ou *mentonnière.*

Pour avoir une fronde, il suffit de prendre une compresse longuette et de diviser chaque extrémité de cette compresse en deux chefs, jusqu'à cinq centimètres environ de la partie moyenne. — Le plein de la fronde est appliqué sur le menton ; deux chefs sont fixés sur le sommet de la tête, et les deux autres derrière l'occiput.

Pour les cas de fractures comminutives et pour tous ceux où la réduction est difficile à maintenir, nous préférons à tout autre l'appareil en gutta-percha de M. Morel-Lavallée.

Voici la description de cet appareil :

Les deux fragments du maxillaire sont réunis avec un fil de lin qui embrasse les dents voisines de la fracture. Les deux bouts de l'anse du fil sont ramenés en avant et enroulés autour de la partie moyenne d'un bâtonnet de gutta-percha qui est confié à un aide ; cet aide est chargé d'opérer ainsi la réduction et de la maintenir par une traction constante et uniforme pendant l'application et le durcissement de l'appareil. Une lame courbe de gutta-percha ramollie dans l'eau chaude est placée entre les deux arcades dentaires, qui sont à l'instant rapprochées de façon à s'imprimer profondément dans la substance qui leur est interposée. Le malade incline alors la tête pour abaisser un des angles de la bouche. Des injections d'eau glacée sont immédiatement et continuellement poussées par l'angle supérieur et ressortent par l'autre. En quelques minutes le moule est refroidi et durci ; il est enlevé et taillé à l'aide d'un couteau, puis replacé pendant que l'aide reprend ses tractions. — Ensuite M. Morel-Lavallée ajoute un ressort dont la plaque buccale s'adapte sur le moule en gutta-percha, dont la pelote externe loge le menton, et qui concourt ainsi à la solidité et à l'exactitude de la contention. Souvent M. Morel-Lavallée n'applique pas le ressort, mais simplement le moule en gutta-percha.

Avec cet appareil, le malade peut manger même des aliments solides[1].

Tout ce que nous avons dit précédemment s'applique spécialement aux fractures du corps de la mâchoire inférieure.

Nous devons ajouter maintenant quelques mots sur les diverses variétés de fractures de cet os.

La fracture double, qui a été observée un assez grand nombre de fois, peut occuper un seul côté de la mâchoire ; mais, le plus souvent, on observe une solution de continuité sur chaque côté du corps du maxillaire inférieur ; il existe alors un fragment moyen qui comprend le menton.

[1] *Bulletin de la Société de chirurgie*, 8e vol , page 575.

Les déplacements du fragment moyen varient suivant la direction de la fracture et suivant la direction de la violence extérieure. — Quelquefois le déplacement est presque nul, d'autres fois il est très-prononcé.

Le plus souvent, disent les auteurs du *Compendium de chirurgie*, les deux solutions de continuité sont obliques de haut en bas et d'avant en arrière ; le fragment moyen est entraîné en bas par son propre poids et bascule en arrière par l'action des muscles insérés aux apophyses géni ; ce déplacement est d'autant plus considérable que le périoste, les muscles et la gencive elle-même ont été plus largement déchirés.

Si le déplacement est peu marqué, une simple fronde suffit ; si, au contraire, le déplacement est considérable, il faut avoir recours à l'appareil en gutta-percha de M. Morel-Lavallée.

Fractures des branches de la machoire. — Ces fractures sont rares et sans déplacement, à cause de la présence des muscles masséter et ptérygoïdien interne; elles sont difficiles à reconnaître à cause de l'épaisseur de ces muscles.

La fronde suffit pour le traitement.

Fracture de l'apophyse coronoïde. — La *fracture* de l'*apophyse coronoïde* est très-rare chez l'adulte, et je ne sache pas qu'on l'ait jamais observée chez l'enfant.

Fracture du col du condyle. — Cette fracture est rare,

quoique Desault en ait fait l'objet d'un mémoire spécial, M. Malgaigne n'a pu en réunir que huit observations.

Les signes de cette fracture sont la douleur, la gêne des mouvements et la crépitation. — Un autre caractère également bien important, c'est la déformation. Cette déformation consiste en une dépression au niveau du col du condyle. — La dépression est un résultat du déplacement du condyle, déplacement opéré par la cause de la fracture, mais ensuite accru et maintenu par l'action du muscle ptérygoïdien externe. Ce muscle porte le col du condyle en haut, en avant et en dedans.

Si les fragments se sont abandonnés, on ne perçoit pas la crépitation; c'est alors surtout qu'il faut tenir compte de la déformation, et prendre garde de confondre avec la luxation d'un condyle. Le menton est dévié et dans le cas de fracture et dans le cas de luxation; mais dans la fracture il est dévié du côté de la lésion; dans la luxation, au contraire, il est porté du côté opposé.

Si la fracture du condyle est sans déplacement, il suffit d'appliquer une fronde, pendant dix ou quinze jours, pour prévenir des mouvements qui nuiraient à la consolidation.

Si les fragments ne sont plus en contact, Ribes conseille de porter l'indicateur droit dans la bouche pour repousser le condyle en dehors, tandis que la main gauche attire en avant le corps de la mâchoire. Cette manœuvre a pour but d'engréner les fragments. Une fois ce résultat obtenu, on appliquera une fronde pour assurer l'immobilité. Quand bien même il existerait un peu de difformité, les mouvements de la mâchoire seraient peu gênés après la consolidation.

CHAPITRE II

FRACTURES DES COTES

Tous les chirurgiens s'accordent à reconnaître que les fractures des côtes sont très-rares dans l'enfance, tandis qu'elles sont assez fréquentes dans l'âge adulte et surtout dans la vieillesse.

Sur cent quarante fractures, que j'ai observées, à l'hôpital Sainte-Eugénie, dans le courant de l'année 1860, une seule fois j'ai rencontré des fractures de côtes chez un enfant, sur la poitrine duquel avait passé une roue de voiture pesamment chargée; ces fractures étaient incomplètes et n'ont pu être reconnues qu'à l'autopsie.

M. Marjolin m'a dit que, dans l'espace de sept années, sur huit à neuf cents fractures observées chez les enfants, il n'avait vu que deux ou trois fractures de côtes.

Les signes qui permettent de reconnaître cette fracture sont la gêne de la respiration, une douleur vive en un point limité, la mobilité anormale et la crépitation.

Le meilleur moyen pour percevoir la crépitation est d'appuyer l'enfant contre soi, d'appliquer les doigts des deux mains sur la côte que l'on soupçonne atteinte de fracture, et de presser alternativement avec l'une et l'autre main.

Souvent il suffit d'appliquer une main sur la côte fracturée pour percevoir de la crépitation pendant les mouvements respiratoires, on la perçoit plus facilement encore en recommandant au malade de tousser. Cette crépitation ne sera jamais confondue avec la crépitation sanguine, ni avec celle de l'emphysème, par un praticien exercé.

Tels sont les signes à l'aide desquels une fracture complète se reconnait facilement. Mais, chez les enfants, la fracture est le plus souvent incomplète, et le diagnostic des fractures incomplètes est presque toujours impossible. « Un honnête homme est bien embarrassé, dit J. L. Petit, lorsqu'il se trouve vis-à-vis d'un bailleul qui soutient que la côte est fêlée ; car enfin, s'il n'y a point de signe pour l'autoriser à affirmer cette prétendue fêlure, il n'y en a point aussi qui nous fasse reconnaître qu'elle n'y est pas. » (J. L. Petit, *Traité des maladies des os*).

Une douleur vive en un point circonscrit d'une côte permettrait de porter un diagnostic probable, mais non pas certain.

Les fractures des côtes chez les enfants sont très-graves, non pas par elles-mêmes, mais par les complications dont elles sont presque toujours accompagnées.

Ces fractures sont en effet produites par une pression

considérable sur la poitrine, par le passage d'une roue de voiture, par exemple, ce qui explique les désordres dont elles sont si souvent accompagnées. Mais il n'est pas rare de voir des enfants, sur lesquels passe une roue de voiture, se relever aussitôt après l'accident et ne présenter aucun signe de fracture; pour mon compte, j'ai vu deux cas de ce genre. Mais je rapporte plus loin avec détails l'observation d'un enfant de treize ans, sur lequel avait passé une roue de voiture chargée de plusieurs tonneaux de vin, et qui succomba à une rupture du poumon avec épanchement sanguin dans la plèvre et pneumo-thorax; cet enfant présentait trois fractures de côtes incomplètes.

Le traitement consiste à immobiliser les côtes et à forcer le malade à respirer uniquement par le diaphragme; pour atteindre ce but on se sert d'un bandage de corps, ou d'une serviette pliée en plusieurs doubles, ou bien encore d'une bande de sparadrap d'une largeur convenable; cette dernière s'applique beaucoup mieux et se resserre beaucoup moins que le bandage de corps.

Si le chirurgien hésite entre le diagnostic d'une fracture et celui d'une contusion, il doit traiter comme s'il y avait une fracture, car dans le cas de contusion avec douleur et gêne de la respiration, on soulage beaucoup le malade en immobilisant la poitrine.

Un traitement approprié à la nature des complications sera également employé.

Voici une observation qui donnera une idée de la gravité des fractures de côtes chez les enfants, à cause des complications qui accompagnent si souvent ces fractures dans le jeune âge.

BSERVATION. — *Rupture du poumon causée par le passage d'une roue de voiture sur la poitrine. — Épanchement sanguin dans la plèvre, et pneumo-thorax à la suite de cette rupture. — Fractures de côtes incomplètes (la face externe est seule fracturée)* [1].

Alfred B....., âgé de treize ans et demi, est apporté, e 3 décembre 1860, à l'hôpital Sainte-Eugénie, dans le ervice de M. Marjolin.

Deux heures auparavant, il courait auprès d'un canion chargé de trois tonneaux de vin; étant tombé, la oue de la voiture lui passa sur la partie antérieure de a poitrine.

A la suite de cet accident, il n'y eut pas de perte de onnaissance, pas de vomissements ni de crachement e sang.

Ce qui nous frappe le plus, lors de l'entrée du made à l'hôpital, c'est la gêne de la respiration. Couché ur le côté droit, cet enfant ne veut point se mettre sur on séant ni se coucher sur le dos ou du côté gauche, isant qu'il étouffe dès qu'il n'est plus couché sur le ôté droit; la respiration est anxieuse, fréquente et

[1] *Bulletin de la Société de chirurgie*, 2e série, t I. p. 675.

s'entend à distance. Le visage est pâle; il existe un peu de tendance au refroidissement des extrémités; le pouls, d'une force ordinaire, donne 120 pulsations par minute.

Nous recherchons tout d'abord s'il existe des fractures de côtes, mais nous n'en trouvons aucun indice.

A la partie antérieure du thorax est une contusion: sur le dos de la main droite est une ecchymose, probablement due à la chute qu'a faite ce malade.

L'auscultation de la poitrine fait entendre un murmure vésiculaire parfait à gauche; mais à droite on entend une respiration amphorique avec tintement métallique dans toute l'étendue du poumon, et tout aussi bien en avant qu'en arrière.

Il nous est impossible de percuter le côté droit du thorax, attendu que l'oppression est extrême, lorsque le malade n'est pas couché sur ce côté.

Pas d'emphysème sous-cutané.

Les bruits du cœur sont normaux.

Le malade ne souffre pas du ventre; il n'y a pas de contusion sur l'abdomen.

Le pneumo-thorax et les caractères négatifs que nous venons d'indiquer nous font diagnostiquer une déchirure du poumon, sans autre lésion apparente.

Le pouls étant assez fort, nous pratiquons une saignée de 500 grammes, pour prévenir une réaction inflammatoire trop intense et pour diminuer l'oppression. Pas d'amélioration bien marquée après cette émission sanguine. Sinapismes sur les membres inférieurs.

Pendant toute la nuit du 3 au 4 décembre, l'oppression est toujours très-grande ; le malade est agité.

Le 4, même état que la veille ; respiration anxieuse, fréquente, 60 respirations par minute. Pouls à 140, toujours d'une force ordinaire. Pas de rétention ni d'incontinence d'urine. Le malade demande à aller à la selle. Pas de sang dans les urines ni dans les garde-robes. Pas d'insensibilité de la peau ; aucun signe de paralysie. A l'auscultation, mêmes signes que la veille.

M. Marjolin prescrit deux saignées, une le matin, une autre le soir, de 200 grammes chacune ; sinapismes aux membres inférieurs ; ventouses sèches au creux de l'épigastre.

Dans la nuit du 4 au 5, le malade repose, et le 5 au matin il paraît un peu mieux. Les traits de la face sont moins tirés. L'oppression cependant est toujours grande ; 56 respirations par minute, et 140 pulsations. On n'entend plus de respiration amphorique à la partie antérieure du thorax (côté droit), mais seulement en arrière dans les deux tiers supérieurs. Dans le tiers inférieur, on entend une respiration soufflante ; lorsque le malade parle ou tousse, on perçoit encore du tintement métallique en arrière, à la partie supérieure du côté droit. — Un purgatif, des ventouses sèches à l'épigastre et des sinapismes aux membres inférieurs.

Dans la journée du 5, l'oppression est de plus en plus

grande; le malade est agité, a du délire et succombe à six heures de l'après-midi.

AUTOPSIE, FAITE 60 HEURES APRÈS LA MORT. — Contusion avec ecchymose sur le dos de la main droite et sur le devant de la poitrine.

Nous disséquons couche par couche les parties molles qui recouvrent les côtes, et nous trouvons du sang infiltré dans le tissu cellulaire sous-cutané et inter-musculaire. A la face externe des troisième et quatrième côtes gauches et de la troisième côte droite, sont de petits épanchements sanguins; il n'y a pas de déchirure du périoste. Toutefois, ces côtes présentent au niveau des caillots sanguins un peu de mobilité anormale. On peut les déprimer de manière à former une légère concavité à la face externe; mais cette mobilité, je le répète, est extrêmement peu prononcée.

Nous ouvrons ensuite le thorax, et nous ne trouvons rien dans la plèvre gauche. Le poumon gauche est parfaitement sain.

Aussitôt que la cavité pleurale du côté droit est ouverte, il se produit un sifflement très-marqué tenant à l'issue du gaz. A la partie inférieure de cette cavité, est une notable quantité de sang, au moins 200 à 300 grammes. La plèvre costale et la plèvre pariétale sont recouvertes de fausses membranes ayant déjà une certaine épaisseur, mais très-molles et à coup sûr récemment formées. En arrière, il existe un commencement d'adhérence des deux plèvres.

Sur le bord antérieur du lobe supérieur du poumon droit, tout près de la scissure, est une déchirure ayant au moins 1 centimètre de profondeur. Il existe une autre déchirure du poumon à l'union du lobe supérieur avec le moyen, ce qui rend la scissure qui sépare ces deux lobes plus profonde qu'elle ne devrait l'être. Déjà des fausses membranes nouvellement formées font adhérer ces deux lobes.

Des infiltrations sanguines existent également dans le médiatin antérieur, dans le tissu cellulaire qui sépare les gros vaisseaux de cette région; mais on ne voit aucune déchirure de ces vaisseaux, déchirure qui n'eût pas permis au malade de vivre encore quarante-huit heures après l'accident.

Les troisième et quatrième côtes gauches et la troisième côte droite sont fracturées incomplétement, comme il est facile de le voir, après les avoir séparées du périoste et des autres parties molles; la *face externe est seule fracturée;* la plèvre costale n'est nullement déchirée, ce qui explique pourquoi il ne s'est pas produit d'emphysème sous-cutané. La déchirure du poumon n'a donc pas été causée par les fragments de la côte droite, car ces fragments auraient traversé la plèvre costale avant de déchirer le poumon. Or, la plèvre costale n'est point lésée; la face interne de la côte n'est nullement fracturée, et cet os, ayant sa courbure normale, ne forme point d'angle saillant en dedans.

Du côté gauche, les troisième et quatrième côtes sont

fracturées seulement à leur face externe, comme la troisième côte droite. Il n'y a pas de lésion du poumon ni de la plèvre gauches.

Réflexions. — Nous avions donc affaire, dans ce cas, à une rupture du poumon semblable aux ruptures du foie sans fractures de côtes. Mais tandis que les ruptures du foie se rencontrent assez souvent, les ruptures du poumon sont extrêmement rares.

Cette observation explique la rareté des fractures de côtes pendant l'enfance, en nous montrant ces arcs osseux, soumis à des pressions considérables, ne pas se rompre complétement.

D'autres faits dans la science doivent être rapprochés de celui-ci, et rendent aussi parfaitement compte de la rareté de cette fracture dans le jeune âge; tel est celui de cet enfant de vingt-six mois, sur la poitrine duquel avait passé et repassé une roue de voiture chargée de cinq personnes, sans qu'il fût possible à Ambroise Paré, qui rapporte cette observation, de trouver aucun signe de fracture (Ambroise Paré, édit. Malgaigne, t. III, p. 489).

CHAPITRE III

FRACTURES DE LA CLAVICULE

Ces fractures sont fréquentes chez les enfants et sont produites, soit par une cause indirecte, comme une chute sur le membre supérieur, principalement sur le moignon de l'épaule, soit par une cause directe, comme la chute d'un corps pesant sur la clavicule.

Les fractures de cet os causées par l'action musculaire sont extrêmement rares chez l'adulte, et n'ont peut-être jamais été observées dans l'enfance.

On rencontre quelquefois, mais assez rarement, des fractures incomplètes de la clavicule.

Je décrirai successivement les fractures du corps de la clavicule et les fractures de son extrémité externe.

ARTICLE PREMIER.

FRACTURE DU CORPS DE LA CLAVICULE.

Les signes de cette fracture sont : la douleur, la gêne dans les mouvements, la déformation, la mobilité anormale et la crépitation.

La douleur locale fait soupçonner l'existence d'une

fracture; mais, comme elle peut tenir à une simple contusion, elle ne suffit pas pour faire diagnostiquer une fracture.

La gêne dans les mouvements consiste dans la difficulté qu'éprouvent les malades à porter la main à la tête.

La mobilité anormale et la crépitation sont, le plus souvent, très-faciles à percevoir; il en est de même de la déformation tenant au déplacement des fragments.

Le fragment externe est ordinairement porté en bas, en avant et en dedans; toutefois le déplacement qu'il subit est très-variable : tantôt il y a chevauchement, le fragment externe étant au-dessous et en avant du fragment interne; tantôt les deux fragments forment un angle saillant en avant ou en arrière; tantôt, mais rarement, le fragment externe est plus élevé que l'interne. Ainsi les déplacements que subit le fragment externe sont très-variables.

Le fragment interne peut aussi n'avoir pas sa direction normale; il est attiré en haut par le muscle sterno-cleïdo-mastoïdien. M. Guérin (de Vannes) a attiré l'attention sur la mobilité du fragment interne; il a fait remarquer que les mouvements de la tête et ceux du bras du côté sain se transmettent à ce fragment[1].

Ces divers déplacements sont causés principalement par la violence du choc, et varient suivant la direction du choc et celle de la solution de continuité.

[1] *Archives de Médecine*, 1845.

Le fragment externe est porté en bas et en avant par le poids du bras; il est attiré en dedans par le muscle grand pectoral. Le fragment interne est porté en haut par le sterno-mastoïdien.

Cette fracture se consolide en *quinze à vingt jours;* elle n'est pas grave; presque jamais on n'observe de lésion des vaisseaux et des nerfs sous-claviculaires. Il reste, il est vrai, une légère difformité, mais qui ne gêne en rien les fonctions du membre.

Dans les cas de fractures multiples, la déformation est plus considérable. « J'ai vu, dit M. Malgaigne, sur une petite fille, une fracture double dont le fragment moyen, long environ de deux centimètres, s'était dressé verticalement entre les deux autres. » Tous les efforts de M. Malgaigne pour dégager ce fragment furent inutiles ; M. Guersant, à qui cette petite fille fut adressée, ne fut pas plus heureux : le cal se fit cependant, mais avec une notable difformité.

Du reste, la difformité causée par ces fractures diminue avec le temps, l'absorption s'exerçant sur les saillies osseuses.

Traitement. — Il faut d'abord procéder à la réduction, et les manœuvres auxquelles on doit avoir recours pour réduire varient suivant la variété de fracture.

Le plus souvent, avons-nous dit, le fragment externe est porté en bas, en avant et en dedans; il faut donc, pour réduire, le porter en haut, en arrière et en dehors.

On arrive à ce résultat en tirant dans ce sens le moignon de l'épaule, qui entraîne avec lui le fragment externe. Si les deux fragments forment un angle saillant en avant ou en arrière, il faut exercer une pression sur cet angle pour le repousser en sens inverse.

Après la réduction, le déplacement a une grande tendance à se reproduire, et aucun des nombreux appareils imaginés pour maintenir cette réduction n'atteint ce but.

Les indications que devrait remplir un bon appareil de la clavicule sont au nombre de cinq, dit M. Malgaigne : « 1° porter le fragment externe en dehors ; 2° le porter en haut ; 3° le porter en arrière ; 4° abaisser le fragment interne ; 5° immobiliser ce fragment. »

Des différents appareils employés dans le traitement de la clavicule, il n'en existe pas qui remplisse toutes ces indications.

Le meilleur, suivant nous, est encore l'appareil de Desault ; et, comme cet appareil est trop peu connu maintenant, nous reproduisons intégralement la description qu'en donne Bichat :

« Les pièces qui le composent sont :

« 1° Trois bandes larges de trois travers de doigt, longues, les deux premières de six aunes, la seconde de huit, roulées chacune à un seul globe ;

« 2° Un coussin fait en forme de coin avec des morceaux de linge usé, d'une longueur égale à celle de l'humérus, large de quatre ou cinq pouces, épais à sa base de trois pouces environ ;

« 3° Deux ou trois compresses longuettes ;

« 4° Une petite écharpe ;

« 5° Un morceau de linge d'une largeur suffisante pour envelopper tout le bandage.

« Tout étant disposé, on procède de la manière suivante à l'application de l'appareil, qui, elle-même, sert de réduction.

« Le malade étant situé debout, ou, si son état l'en empêche, sur une chaise sans dossier, un aide élève le bras du côté affecté et le soutient à angle presque droit avec le corps, tandis que le chirurgien place sous l'aisselle la tête du coussin, qui descend sur le côté de la poitrine, et qu'un second aide, placé du côté opposé à la maladie, soutient par les deux angles supérieurs.

« Le chirurgien prend une des premières bandes, en place le bout sur le milieu du coussin, la fixe par deux circulaires autour du corps, conduit obliquement un tour par-devant la poitrine, monte sur l'épaule saine, descend derrière, l'amène au-dessous, puis, revenant devant la poitrine, il fait un circulaire et demi horizontalement ; arrivé à la partie postérieure de la poitrine, il remonte obliquement, comme il a fait antérieurement, au-dessus, au devant et au-dessous de l'épaule saine, ramène la bande derrière la poitrine, et finit par des circulaires, dont le coussin se trouve entièrement recouvert. Une épingle fixe le croisé de l'épaule saine, de peur que le tout ne glisse inférieurement.

« L'application de cette première bande n'a pour but

que de fixer solidement le coussin, retenu en haut par les deux tours obliques antérieurs et postérieurs, appliqué contre le tronc par les circulaires suivants.

« Le coussin étant placé, le chirurgien le soutient d'une main appliquée sur sa face externe, le pousse en haut, et de l'autre main saisissant le coude, après avoir à demi fléchi l'avant-bras, il abaisse le bras, le place le long du coussin, pousse fortement contre la poitrine son extrémité inférieure, qu'il relève en même temps en dirigeant un peu en arrière son extrémité supérieure.

« Ce temps de l'application du bandage appartient tout à la réduction. L'humérus, alors levier du premier genre, s'éloigne en haut de l'épaule à proportion qu'en bas on le rapproche de la poitrine. Entraîné avec lui, le fragment scapulaire, qu'on dirige en même temps en haut et en arrière, se met en contact avec le sternal, et à l'instant on voit la difformité disparaître.

« Le bras, étant ainsi situé, est confié à un aide qui le retient immobile dans la triple direction que lui a donnée le chirurgien, en pressant d'une main sur lui et de l'autre en soutenant l'avant-bras demi-fléchi et horizontalement placé devant la poitrine.

« La seconde bande est ensuite appliquée. On en porte le bout sous l'aisselle saine; elle est ramenée devant la poitrine, sur la partie supérieure du bras malade, derrière la poitrine et sous l'aisselle. Deux circulaires couvrent le premier; puis on descend jusqu'à la partie inférieure de l'épaule, par des doloires dont chacun doit être recouvert par le suivant, du tiers de sa largeur, et qui seront appliqués avec la précaution essentielle de serrer très-peu supérieurement, et d'augmenter d'autant plus la constriction qu'on arrive plus près de l'extrémité inférieure.

« L'usage de cette seconde bande est de suppléer à la main de l'aide qui presse le bras contre la poitrine; c'est-à-dire de porter son extrémité supérieure en dehors, et, comme il s'est dirigé en arrière, de le maintenir dans cette position...

« Une troisième indication reste à remplir, celle de soutenir l'épaule portée en haut, et d'aider par là à l'extension des fragments, qui prévient déjà un peu son abaissement.

« Pour satisfaire à cette indication, un aide tient le coude élevé d'une main, et soutient de l'autre celle du malade, placée devant la poitrine, tandis que le chirurgien remplit de charpie les vides environnant la clavicule, place sur elle, à l'endroit de la fracture, deux compresses longuettes, imbibées d'eau végéto-minérale, ou d'une autre liqueur résolutive quelconque; prenant ensuite la dernière bande, il en porte le bout sous l'épaule saine, la conduit obliquement devant la poitrine, sur les compresses longuettes, descend derrière l'épaule, et le long de la partie postérieure du bras, vient passer sous le coude, monte obliquement devant la poitrine, jusque sous l'aisselle, puis derrière le dos, sur les compresses, redescend au-devant de l'épaule et le long du bras, repasse sous le coude, remonte obliquement derrière la poitrine, jusque sous l'aisselle où ce premier jet de bande est couvert, et d'où l'on part pour parcourir encore une fois le chemin qui vient d'être tracé; d'où résulte un second tour qui recouvre en partie le premier...

« Le reste de la bande, ramené de derrière en devant, est employé en circulaires sur le bras et autour de la poitrine, destinés à prévenir le déplacement des autres jets de bande.

« L'écharpe est ensuite passée sous la main, attachée supérieurement aux tours ascendants et non aux circulaires, que le poids de la main ferait glisser en bas.

« Il suffit d'examiner le trajet de cette troisième bande, pour voir que, réunie à l'écharpe, elle doit très-bien soutenir au niveau du fragment interne, l'externe que le poids de l'épaule tend à déprimer...

« De là résulte, ajoute Bichat, que le bandage de Desault maintient constamment l'extrémité externe du fragment huméral en haut, en dehors et en arrière.

« Pour que les bandes ne se déplacent pas, on enveloppe le tout d'une serviette qui ne laisse à découvert que le bras sain, libre par là d'exécuter toute sorte de mouvements. »

Cet appareil porte réellement l'épaule en dehors; mais, comme le fait remarquer M. Nélaton, les circulaires obliques ne peuvent élever le coude en prenant leur point d'appui sous l'aisselle saine et sur le moignon de l'épaule malade.

Comme tous les appareils composés de bandes, il a le grand inconvénient de se relâcher facilement; il faut donc le surveiller avec le plus grand soin, et le réappliquer aussitôt qu'il ne maintient plus les parties en rapport.

Toutefois, si par-dessus cet appareil on applique une bande dextrinée ou un bandage en stuc, c'est peut-être celui qui remplit le mieux les différentes indications.

Un autre bandage très-simple consiste à fixer le bras, l'avant-bras étant à moitié fléchi, sur la partie latérale du tronc par des circulaires horizontaux, et à relever le coude par des tours de bande obliques qui passeraient sur l'épaule saine et sous le coude du côté de la fracture ; le fragment externe serait porté en dehors par un coussin cunéiforme placé sous l'aisselle. Pour donner de la solidité à cet appareil, on peut appliquer par-dessus une bande dextrinée ou stuquée.

Plusieurs chirurgiens traitent les fractures de la clavicule chez les adultes par le décubitus sur le dos, un coussin étant placé entre les deux épaules, et obtiennent de bons résultats ; mais ce moyen réclame une grande docilité de la part des malades; aussi n'est-il pas applicable aux enfants.

L'appareil dont se servait Boyer est une modification

de celui de Desault; voici la description qu'il en donne dans son *Traité des maladies chirurgicales* : « Un coussin cunéiforme est fixé sous l'aisselle du côté malade au moyen de deux liens adaptés à ses angles supérieurs, et qui sont conduits par les parties antérieure et postérieure de la poitrine sur l'épaule du côté sain pour y être attachés. Une ceinture de toile piquée, large d'environ cinq pouces, est placée autour de la poitrine à la hauteur du coude, et serrée par trois boucles et trois courroies fixées à ses extrémités. Un bracelet, également de toile piquée, de quatre ou cinq travers de doigt de large, est placé autour de la partie inférieure du bras malade et fixé par le moyen d'un lacet. Quatre courroies attachées au bracelet, deux en avant et deux en arrière, s'engagent dans des boucles correspondantes fixées à la ceinture et servent à ramener le coude contre le tronc, tandis que le coussin, qui résiste sous l'aisselle, pousse en dehors la partie supérieure du bras et de l'épaule. En serrant plus ou moins les courroies antérieures, on ramène plus ou moins le coude en avant. Enfin, on soutient le poids de l'extrémité supérieure au moyen d'une écharpe qui embrasse l'avant-bras, la main et le coude, et qui est fixée sur l'épaule du côté sain. »

L'appareil de M. Velpeau se compose de deux bandes : l'une sèche, l'autre dextrinée. La main du côté malade étant appliquée sur l'épaule du côté sain, de telle sorte que le coude réponde à la pointe du sternum, le chirurgien place le chef de la bande sèche sous l'aisselle du côté sain; cette bande est dirigée obliquement sur le dos jusqu'à l'épaule malade, elle passe sur cette épaule, descend sur la partie antérieure, sur le côté externe du bras, passe sous le coude du même côté, puis au-devant de la poitrine, et arrive sous l'aisselle du côté sain; elle décrit plusieurs fois le même trajet, et le chirurgien termine par des circulaires horizontaux. Par-dessus la bande sèche est appliquée la bande dextrinée.

Cet appareil n'agit que sur le fragment externe.

D'après M. Velpeau, il porterait ce fragment en haut, en arrière et en dehors; mais l'usage a démontré qu'il ne portait point ce fragment en haut, ni en arrière, mais simplement en dehors. Les reproches adressés à l'appareil de Desault s'appliquent parfaitement à celui-ci : des circulaires obliques ne peuvent élever le coude en prenant leur point d'appui sous l'aisselle saine, et sur le moignon de l'épaule malade.

Toutefois l'appareil de M. Velpeau doit être employé à cause de sa simplicité d'une part, et d'autre part parce qu'il remplit bien certaines indications, comme celle d'immobiliser le membre, de porter en dehors le fragment externe.

Le bandage de Mayor de Lausanne s'applique de la manière suivante : l'avant-bras étant à moitié fléchi sur le bras, le coude appliqué contre la partie latérale du tronc, le chirurgien prend un linge ayant la forme d'un triangle, dont la base est appliquée par son milieu au-devant du tiers inférieur du bras, et la pointe dirigée en bas au-devant du coude et de l'abdomen ; ces deux angles latéraux sont portés horizontalement d'avant en arrière pour être noués derrière le dos ; puis on relève la pointe du triangle en la faisant passer entre l'avant-bras et la poitrine ; de cette manière l'avant-bras et le coude sont presque entièrement enveloppés par le fichu triangulaire. A la partie postérieure de ce bandage est attachée par son milieu une cravate, dont les deux chefs sont ramenés d'arrière en avant ; l'un de ces chefs passe sur l'épaule saine pour être fixé au sommet du triangle; l'autre passe sur l'épaule malade et vient s'unir en avant à la base de ce même triangle.

Ce bandage immobilise très-bien l'articulation de l'épaule, mais il ne porte pas le fragment externe en dehors, comme cela est nécessaire dans l'immense majorité des cas de fractures de la clavicule. Si l'on place un coussin dans le creux de l'aisselle, le moignon de l'épaule et le fragment externe de la clavicule sont portés en dehors; alors le bandage remplit assez bien la plupart des indications, toutefois il n'a aucune action sur le fragment interne.

En résumé, voici ce que nous conseillons : s'il n'y a pas de déplacement, une simple écharpe ; s'il y a peu de déplacement, l'appareil de M. Velpeau ou celui de

Mayor ; si le déplacement est considérable, l'appareil de Desault plus ou moins modifié, avec une bande dextrinée ou stuquée pour le rendre inamovible.

Je termine l'exposé des fractures de la clavicule par la relation d'un certain nombre de faits qui démontrent que le temps nécessaire à la consolidation est, en moyenne, de *quinze à vingt jours* chez les enfants.

OBSERVATION I.

Frédéric Guillemet, âgé de 10 ans, entre à l'hôpital Sainte-Eugénie le 10 mars 1859, pour une fracture de la clavicule qu'il s'est faite ce jour-là même, en tombant sur l'épaule. — 25 mars, consolidation. — 27 mars, exeat. — Durée, 15 jours.

OBSERVATION II.

Marie B..., âgée de 10 ans, se fracture la clavicule, le 8 septembre, en tombant de sa hauteur. — Consolidation le 19 septembre. — Durée, 11 jours.

OBSERVATION III.

Fracture de la clavicule droite par cause indirecte [1]. — Le 24 février 1840, est entrée au n° 15 de la salle Sainte-Thérèse la nommée Bailly, 3 ans, ayant fait, le 21, une chute de sa hauteur, par suite de laquelle elle se fractura la clavicule droite à peu près à la partie moyenne; déplacement en bas du fragment externe.—

[1] Les observations III, IV, V, sont empruntées au journal la *Clinique des hôpitaux des enfants*, année 1841.

Le 26, application d'une ceinture ayant beaucoup d'analogie avec celle décrite par Boyer.

Le 3 mars, l'appareil étant complétement relâché, on se contente d'un bandage en 8 de chiffre, qui fixe suffisamment le membre.

Le 15 mars, on lève l'appareil. — Consolidation exacte. — Durée du traitement, 21 jours.

OBSERVATION IV.

Fracture de la clavicule par cause indirecte. — Au nº 20 de la salle Sainte-Thérèse est couchée Pinègre, âgée de 8 ans, entrée le 8 mars; bonne constitution, ayant fait la veille une chute d'une balançoire sur l'épaule droite, et s'étant fracturé la clavicule droite à la réunion du tiers externe avec le moyen. Saillie angulaire du fragment interne. Application, le 9, de la ceinture de Boyer modifiée. — Ablation de l'appareil le 28 mars. — Durée du traitement, 20 jours.

OBSERVATION V.

Fracture de la clavicule droite. — Le 5 juin, est entré au nº 12 de la salle Saint-Côme le nommé Cœuiller, âgé de 4 ans et demi, de bonne constitution, ayant fait, le 27 mai, une chute dans un égout de 22 pieds de profondeur; depuis ce temps il a constamment porté le bras en écharpe, mais il pouvait pourtant lui imprimer quelques mouvements, le porter à la tête, par exemple. Le 1er juin, simple chute de sa hauteur. Douleurs plus vives; à son entrée nous constatons une fracture du tiers externe de la clavicule, avec dépression notable du fragment externe, et néanmoins possibilité de porter la main à la tête. — Application du bandage de Desault, simplifié. Le malade est pris d'une rougeole, mais qui n'est pas suivie de complications. — Le 23, on retire l'appareil; légère difformité, consolidation parfaite, mouvements parfaitements libres et non douloureux. — Durée du traitement, 20 jours.

ARTICLE II.

FRACTURES DE L'EXTRÉMITÉ EXTERNE DE LA CLAVICULE

Sous ce titre on comprend les fractures qui occupent le cinquième externe de la clavicule.

Ces fractures, quoique moins fréquentes que celles du corps de l'os, se rencontrent encore assez souvent.

Elles se font remarquer par l'absence de déplacement des fragments. Cette absence de déplacement parait tenir, comme Bichat l'a fait remarquer le premier, à l'action du ligament coraco-claviculaire : « On sait, dit cet auteur, que la clavicule, fixée à l'acromion par une capsule et des fibres accessoires, l'est aussi à l'apophyse coracoïde par les deux forts ligaments rhomboïde et conoïde, et qu'entre le bord interne de ce dernier et l'articulation acromiale reste un espace de près d'un pouce et demi, formant à peu près le cinquième externe de l'os, et surmontant le tendon du sus-épineux qui se rend à l'humérus. Or il est évident que le contact sera conservé entre les fragments, toutes les fois que la fracture arrivera dans cet espace. En effet, si le fragment externe, adhérent à l'acromion, est alors entraîné en bas par le poids de l'épaule, l'interne également adhérent à l'apophyse coracoïde ne tendra-t-il pas à obéir à la même cause? L'un et l'autre resteront donc au même niveau, et il ne saurait y avoir entre eux aucun déplacement. » Toutefois, lorsque la violence extérieure qui a produit la fracture a agi avec beaucoup de force, on peut observer un déplacement. Cette fracture se reconnaît à une douleur limitée au niveau de la solution de continuité, à une rainure tenant à un léger écartement des fragments, enfin à la crépitation que l'on perçoit assez souvent.

Le traitement consiste en une simple écharpe pour soutenir le bras et l'épaule.

Je ne parlerai pas de la fracture simultanée des deux clavicules, lésion excessivement rare, qui se reconnaît aux mêmes signes que la fracture d'une seule clavicule; il sera facile au praticien de modifier, suivant le cas, pour le *traitement de la double fracture*, les appareils que nous avons décrits pour le traitement de la fracture simple.

CHAPITRE IV

FRACTURES DE L'HUMÉRUS

Ce chapitre comprendra les fractures du corps de l'humérus et les fractures de l'extrémité supérieure de cet os. Les fractures de l'extrémité inférieure seront décrites dans le chapitre suivant, consacré aux fractures du coude.

ARTICLE PREMIER.

FRACTURES DU CORPS DE L'HUMÉRUS.

Ces fractures sont d'une fréquence moyenne. J'en ai observé cinq dans le courant de l'année 1860, à l'hôpital Sainte-Eugénie, nombre précisément égal à celui que M. Marjolin avait observé l'année précédente.

La cause la plus commune de cette fracture est une chute dans laquelle le bras porte sur un corps dur. Le passage d'une roue de voiture, un coup de bâton, etc., peuvent également la produire.

On a même observé chez les enfants des fractures de l'humérus causées par l'action musculaire, comme le prouve la note suivante, insérée dans les *Archives de médecine*, tome XXI, page 449 : « M. Baffos a maintenant dans son hôpital un enfant qui, s'amusant à jeter des pierres, s'est fracturé la partie supérieure de l'humérus, sans doute par la force de la contraction musculaire. »

Les signes qui nous permettent de reconnaître cette fracture sont : la mobilité anormale, la crépitation, la déformation, l'impossibilité de se servir du membre, comme pour toutes les fractures des os longs ; aussi le diagnostic est-il généralement facile.

Si la fracture est incomplète, si le périoste est déchiré dans une faible étendue, la déformation n'est pas très-sensible.

Si, au contraire, les fragments ont subi un déplacement considérable, la déformation, qui est un résultat de ce déplacement, est alors très-marquée.

Le muscle deltoïde tire en dehors le fragment auquel il s'insère ; par conséquent, suivant le point où siége la fracture, ce sera tantôt le fragment inférieur, tantôt le fragment supérieur qui sera porté en dehors. Mais ce qui détermine le sens du déplacement, c'est beaucoup moins l'action musculaire que la direction de la fracture. Toutefois l'action musculaire produit et entretient le chevauchement dès que les fragments ne sont plus en contact.

La fracture de l'humérus n'est point grave ; le temps nécessaire à la consolidation est de 15 à 20 jours chez les enfants ; de 35 à 40 chez les adultes.

Souvent, à la suite de ces fractures, on observe une difformité du membre, parce que les fragments n'ayant pas été bien maintenus, forment un angle saillant dans un sens ou dans l'autre. C'est principalement aussi à la suite des fractures de l'humérus, que se voient, chez les adultes, les fausses articulations. Toutes ces raisons doivent engager le praticien à surveiller avec le plus grand soin les appareils appliqués pour le traitement de la fracture de l'humérus.

La première chose à faire lorsqu'on est appelé pour une fracture de l'humérus, est de réduire : la contre-extension est faite par un aide qui saisit le fragment supérieur de l'humérus en embrassant l'épaule avec les deux mains; un autre aide pratique l'extension en tirant sur l'avant-bras, fléchi à angle droit; la coaptation est faite par le chirurgien.

Une fois la réduction terminée, on applique un appareil qui varie suivant les chirurgiens. M. Marjolin place d'abord une bande roulée qui s'étend de la main à l'épaule ; puis il applique sur le bras deux attelles de carton ramollies dans l'eau, qui entourent le bras presque entièrement; ensuite l'avant-bras est mis dans une écharpe, et le bras fixé au tronc par une bande circulaire ; un coussin est placé entre le tronc et le coude, pour que ce dernier reste toujours écarté du tronc, car s'il lui était accolé, l'extrémité supérieure du fragment inférieur serait portée en dehors.

Au bout de quelques jours, M. Marjolin remplace cet appareil par un bandage inamovible. J'ai toujours vu cette pratique suivie des meilleurs résultats.

D'autres chirurgiens se servent d'attelles en bois au nombre de trois ou quatre, appliquées en avant, en arrière et en dehors du bras; on n'en met pas en dedans habituellement, dans la crainte de comprimer l'artère humérale.

Bonnet, de Lyon, a recommandé l'usage d'une cuirasse embrassant la poitrine et se continuant avec une gouttière à concavité antérieure qui reçoit le bras, l'avant-bras et la main. Cet appareil a pour but de prévenir les mouvements de l'épaule, et doit être employé dans les cas où, la consolidation ne se faisant pas, on a lieu de craindre une fausse articulation.

Je rapporte ici plusieurs observations qui prouvent que le temps nécessaire à la consolidation des fractures de l'humérus, chez les enfants, est de quinze à vingt jours, comme je l'ai avancé plus haut.

OBSERVATION I.

Le nommé Daubenton, âgé de 13 ans, entre le 4 janvier 1859 à l'hôpital Sainte-Eugénie, pour une fracture au tiers inférieur de l'humérus. — Appareil avec attelles en carton. — Le 16 janvier il y a encore de la mobilité anormale au niveau de la fracture; réapplication de l'appareil. — 24 janvier, consolidation complète. — Durée, 20 jours.

OBSERVATION II.

Jacques C..., 9 ans, s'est fracturé l'humérus droit à la partie moyenne le 12 décembre 1859. Appareil avec attelles en carton. — 25 décembre, encore de la mobilité anormale. — 30 décembre, plus de mobilité anormale, consolidation complète sans difformité. — Par précaution, on réapplique l'appareil. — 5 janvier 1860, plus d'appareil. Exeat. — Durée du temps nécessaire à la consolidation, 18 jours.

OBSERVATION III[1].

Le 19 décembre 1840 est entrée, au n° 19 de la salle Sainte-Thérèse, la nommée Durand, 14 ans et demi, ayant une fracture du tiers supérieur de l'humérus, produite par une cause directe, c'est-à-dire par le passage d'une roue de cabriolet. Application immédiate de l'appareil ordinaire. Pas d'accidents. Sortie, bonne consolidation, le 10 janvier 1841. Durée du séjour, 20 jours.

OBSERVATION IV.

Le 30 janvier est entrée, au n° 15 de la salle Sainte-Thérèse, la nommée Masset, quatre ans, constitution assez bonne. Ayant fait une chute, le 27, sur le coude gauche, en tombant de sa hauteur, elle se fracture la

[1] Les observations III, IV, V, VI, VII, VIII, ont été publiées dans la *Clinique des hôpitaux des enfants* de 1841, par M. le docteur Tavignot, alors interne de M. Guersant.

partie moyenne de l'humérus.—Application immédiate (en ville) de l'appareil ordinaire. Aujourd'hui 30, on réapplique cet appareil. Le 12 février, la consolidation est parfaite, la configuration du membre normale. Elle sort en gardant l'appareil par précaution. — Durée du temps nécessaire à la consolidation, quinze jours.

OBSERVATION V.

Le 9 mai est entré, au n° 27 de la salle Saint-Côme, le nommé Payen, âgé de dix ans, de bonne constitution; ayant fait, deux heures auparavant, une chute d'une dizaine de pieds de hauteur, sur le coude, il s'ensuivit une fracture, sans notable déplacement du tiers supérieur de l'humérus. — Le 11, application de l'appareil dextriné. —Le 21, pas d'accidents; celui-ci est un peu relâché.— Le 27, ablation de l'appareil et consolidation parfaite de la fracture. — Durée du traitement, dix-huit jours.

OBSERVATION VI.

Fracture de l'humérus gauche. — Rachitisme. —Au n° 15 de la salle Sainte-Thérèse est entrée, le 16 mai, la nommée Peret, âgée de deux ans, avec courbure très-prononcée aux avant-bras. — Elle a fait, quinze jours avant son entrée, une chute qui a été suivie d'une fracture de la partie moyenne de l'humérus. — Elle fut traitée par le bandage ordinaire, puis par l'appareil dextriné. Bref, la consolidation se fit longtemps attendre et ne fut complète que le 25 avril. — Durée du traitement, en comptant les quinze jours passés chez elle, et pendant lesquels elle avait eu un appareil ordinaire, cinquante-quatre jours.

OBSERVATION VII.

Fracture de l'humérus droit.—Rachitisme.—Le 17 mars est entrée, au n° 12 de la salle Sainte-Thérèse, la nommée Buisson, âgée de quatre ans et demi, née à Paris, offrant une courbure très-prononcée des extrémités inférieures, le sternum saillant et fortement convexe à la partie inférieure, avec nodosités au niveau des articulations costo-sternales.—Elle a fait, la veille, une simple chute de sa hauteur et s'est fracturé la partie moyenne de l'humérus. Application du bandage roulé le 18 mars.—Le 16 avril, pas encore de consolidation.—Le 20 mai, le membre paraît assez solide; on renvoie l'enfant en conseillant de garder encore par précaution le bandage roulé.—Durée du traitement, soixante-trois jours.

OBSERVATION VIII.

Fracture de l'humérus droit.—Rachitisme.—Le 26 avril est entrée, au n° 14 de la salle Sainte-Thérèse, la nommée Samon, âgée de onze ans, offrant une courbure très-prononcée et à convexité externe des bras et des avant-bras, et une courbure presque anguleuse des membres inférieurs.—On nous rapporte que la malade s'est déjà fracturé le bras droit, qui a été guéri après un mois de traitement.—Le 24 avril, elle tombe de sa hauteur sans qu'on puisse savoir quelle est la portion du membre qui a porté. — Fracture à peu près transversale de l'humérus à la réunion de son tiers inférieur avec son tiers moyen; application du bandage roulé ordinaire. — Consolidation le 3 juin. — Durée du traitement, trente-sept jours.

Le temps nécessaire à la consolidation est de quinze à vingt jours chez les enfants bien constitués, âgés d'environ dix ans; mais chez ceux qui sont très-jeunes elle se fait plus rapidement encore; elle exige, au contraire, un temps plus long chez les enfants de quatorze à quinze ans, ainsi que chez ceux dont la fracture est très-oblique.

Les trois dernières observations que nous avons rapportées démontrent que le rachitisme retarde la consolidation.

ARTICLE II.

FRACTURES DE L'EXTRÉMITÉ SUPÉRIEURE DE L'HUMÉRUS.

Elles comprennent les fractures du col chirurgical et les fractures du col anatomique.

Le col chirurgical est la portion de l'humérus comprise entre le col anatomique et les tubérosités d'une part et d'autre part l'insertion des muscles grand dorsal, grand rond et grand pectoral. Quelques auteurs même prolongent le col chirurgical jusqu'à l'insertion du muscle deltoïde, ce qui n'est pas généralement admis.

Les fractures du col chirurgical sont toujours extra-articulaires.

Le col anatomique est la rainure qui sépare la tête de l'humérus du reste de cet os; ses fractures sont intra-articulaires, mais heureusement elles sont extrêmement rares.

Les fractures du col chirurgical ne sont pas fréquentes chez les enfants : il n'en est entré qu'une à l'hôpital Sainte-Eugénie pendant l'année 1859, et je n'en ai observé qu'une l'année suivante.

Ces fractures sont ordinairement produites par une chute sur l'épaule ou par un choc violent sur cette région.

Les signes qui permettent de reconnaître cette fracture sont la déformation, la crépitation et l'impossibilité de se servir du membre. La douleur et le gonflement tenant à la contusion sont beaucoup plus nuisibles qu'utiles pour le diagnostic.

Déformation. — L'épaule, au lieu d'être arrondie comme à l'état normal, présente une dépression au-dessous de l'acromion; cette dépression est située plus bas que dans la luxation, elle tient à ce que le fragment inférieur est porté en dedans; mais le gonflement empêche souvent de la sentir; le fragment inférieur est le plus souvent porté en dedans, il est vrai, mais il peut aussi bien être porté en dehors ou n'avoir subi aucun déplacement; dans tous ces cas on ne sent point la dépression dont nous avons parlé plus haut.

Le muscle deltoïde tend à diriger en dehors le fragment inférieur, tandis que les muscles grand dorsal, grand rond et grand pectoral tendent à le porter en dedans. Mais la direction du choc et la direction de la fracture ont une influence capitale sur le sens du déplacement.

La *crépitation* est un signe pathognomonique de fracture. Pour la percevoir on applique une main sur l'épaule, tandis que l'autre main, saisissant le coude fléchi à angle droit, imprime à l'humérus des mouvements de rotation ; ce moyen permet de constater la crépitation et l'immobilité de la tête de l'humérus. D'autres fois on perçoit mieux la crépitation en portant le coude soit en dedans, soit en dehors.

Il peut arriver que les deux fragments ne soient plus en contact, et que l'extrémité supérieure du fragment inférieur portée dans l'aisselle, simule une luxation de l'épaule. Mais dans cette variété de fracture il y a raccourcissement du membre, tandis qu'il y a allongement dans la luxation. Pour pratiquer la mensuration il faut mettre les deux bras exactement dans la même position, et mesurer de l'angle postérieur de l'acromion à la pointe de l'épicondyle.

A l'aide de ces différents signes, il sera généralement facile d'arriver à un diagnostic précis ; cependant une erreur est encore possible, comme le prouve l'exemple suivant, emprunté aux œuvres chirurgicales de Desault[1].

[1] Desault *Œuvres chirurgicales*, édition de Bichat, tome I, page III.

M. E.., tombe sur le coude, se fracture le col de l'humérus, fait appeler un chirurgien qui, trouvant un enfoncement sous l'acromion, une saillie au creux de l'aisselle, la direction de l'humérus en dehors, prononce, sans plus ample examen, l'existence d'une luxation en bas, veut à l'instant la réduire, emploie inutilement les procédés ordinaires; des douleurs aiguës en sont la suite. On pique l'ouverture de la capsule trop étroite; de grands mouvements sont imprimés au membre : les douleurs deviennent insurmontables, on cesse de vains efforts, et Desault est appelé.

Il reconnaît la méprise à l'immobilité de la tête ; à l'enfoncement au-dessous de l'acromion, situé plus bas que dans la luxation, à la crépitation : la réduction est faite sur-le-champ, l'appareil est appliqué; mais le soir, un gonflement considérable survient aux environs de l'aisselle; bientôt l'inflammation s'y joint; un vaste dépôt y succède, et ce n'est qu'avec des soins extrêmes et continués pendant cinq mois, que le malade se rétablit.

Si dans la fracture, ajoute Bichat, le déplacement est en dedans et un peu en devant, la plupart des signes s'appliquent également à la luxation; mais alors, comme on vient de le voir dans cette observation, l'immobilité de la tête, le lieu de l'enfoncement situé au-dessous de l'acromion, la crépitation, lèveront des doutes que pourraient laisser au chirurgien la saillie du creux de l'aisselle, la direction du bras, etc.

Voici une autre observation empruntée à A. Cooper, où se trouvent assez bien résumés les différents signes de la fracture du col chirurgical de l'humérus.

Un enfant, âgé de 10 ans, fut apporté à l'hôpital de Guy. Il présentait les symptômes suivants : il ne pouvait écarter le coude du tronc, ni élever le bras, sans de grandes douleurs, à moins qu'il ne le soulevât avec la main du côté sain. Le gonflement consécutif avait comblé l'excavation qui d'abord était résultée de l'affaissement du deltoïde. La tête de l'humérus étant fixée, on pouvait, en portant le bras verticalement de bas en haut, faire saillir l'extrémité supérieure du fragment inférieur sous le deltoïde, au point de la reconnaître au toucher et même à la vue. La crépitation était obtenue, non en imprimant des mouvements de rotation au bras, mais en soulevant le corps de l'humérus et en le portant en dehors. La fracture avait été causée par une chute dans un fossé à scier, profond de huit pieds ; l'épaule avait supporté tout le poids de cette chute.

Le pronostic n'est point grave, cependant il est assez difficile de maintenir les fragments réduits, et l'on a vu, dit Bichat, le cal difforme faire sous le creux de l'aisselle une saillie qui empêchait en partie l'abduction, et paraissait entretenir dans le membre le gonflement habituel dont il était le siége. De plus, à cause de l'irritation de l'articulation produite par le voisinage de la fracture, il peut s'ensuivre une roideur articulaire qui persiste fort longtemps.

Cette fracture se consolide assez vite. En moyenne, 15 jours suffisent chez l'enfant, et trente chez l'adulte.

Pour opérer la réduction, le coude doit être écarté du tronc ; un aide fixe le tronc en joignant les deux mains au-dessous de l'aisselle du côté malade, et pratique ainsi la contre-extension ; un autre aide fait l'extension en tirant sur l'avant-bras fléchi à angle droit, le chirurgien opère la coaptation. Le relâchement des muscles produit par la demi-flexion de l'avant-bras, et la position du bras, écarté du tronc, rend l'extension beaucoup plus facile.

« Les trois indications, dit Desault, que doit remplir tout bandage destiné à la fracture du col de l'humérus sont les suivantes : 1° rendre le bras et l'épaule immobiles : 2° porter en dehors ou en dedans l'extrémité du fragment inférieur, suivant le sens du déplacement ; 3° entraîner en bas ce fragment. La dernière indication mérite une moindre attention que les deux autres, parce que le poids du membre suffit presque seul pour l'opérer. »

Plusieurs appareils ont été proposés pour maintenir la réduction ; celui auquel nous donnons la préférence est celui de Desault, et nous reproduisons ici intégralement la description qu'il en donne.

« Les pièces qui le composent, sont : 1° deux bandes,

l'une longue de cinq à six aunes, l'autre de huit à dix, larges chacune de trois travers de doigt ; 2° trois fortes attelles d'une longueur inégale, larges de deux travers de doigt ; 3° un coussinet de linge, épais de trois à quatre pouces à l'une de ses extrémités, terminé en coin à l'autre extrémité, suffisamment long pour s'étendre depuis l'aisselle jusqu'au coude ; 4° une écharpe destinée à soutenir l'avant-bras ; 5° une serviette pour envelopper tout l'appareil.

« Tout étant disposé, la réduction faite, les aides soutenant toujours les extensions : 1° Le chirurgien prend la première bande imbibée d'eau végéto-minérale, fixe l'un de ses chefs par deux circulaires à la partie supérieure de l'avant-bras, remonte le long du bras par doloires, qui, médiocrement serrées, se recouvrent chacune des deux tiers de leur largeur. Arrivé à la partie supérieure du membre, il fait quelques renversés pour éviter les replis qu'occasionnerait l'inégalité qui se présente en cet endroit, fait passer ensuite deux jets de bande sous l'aisselle opposée, et, ramenant le globe sur l'épaule, il le confie à un aide.

« 2° La première des attelles est placée au-devant, depuis le pli du bras jusqu'au niveau de l'acromion. La seconde en dehors, depuis le condyle externe jusqu'au même niveau. La troisième en arrière, depuis l'olécrane jusqu'au-dessus du pli de l'aisselle. Le coussin interposé entre le bras et la poitrine représente la quatrième, devenue par là inutile. Un aide les assujettit en les embrassant avec la main vers le pli du coude, afin de ne pas gêner le reste de l'application du bandage.

« 3° Le chirurgien reprend la bande, descend par doloires et renversés le long des attelles qu'il fixe en serrant médiocrement, et termine le bandage à la partie supérieure de l'avant-bras, où il l'avait commencé.

« 4° Les aides continuant toujours les extensions, le chirurgien place le coussin entre le bras et le tronc, avec la précaution de mettre en haut l'extrémité épaisse, si le déplacement est en dedans; de la situer en bas, au contraire, s'il est en dehors; deux épingles le fixent ensuite au jet de bande supérieur.

« 5° Le bras est rapproché du tronc, et fixé contre le coussin, au moyen de la seconde bande, disposée ainsi que celle qui, dans la fracture de la clavicule, l'assujettit par des doloires qui doivent être très-serrées inférieurement, et très-peu supérieurement, si le déplacement est en dedans. Au contraire, s'il est en dehors, lâches en bas, elles seront très-serrées en haut.

« 6° On soutient l'avant-bras par une écharpe, et tout l'appareil est ensuite enveloppé d'une serviette qui, en le mettant à l'abri des frottements, empêche que les tours de bande ne se dérangent. »

Cet appareil, comme nous l'avons déjà dit, remplit parfaitement toutes les indications. Le déplacement suivant la longueur, déjà empêché par le poids du membre, le sera encore par la compression exercée sur les muscles du bras, agents de ce déplacement.

Le malade peut parfaitement se lever avec cet appareil.

« Une main peu habituée, ajoute Desault, serre quelquefois trop les circulaires, et alors un gonflement à l'avant-bras en est la suite. On y remédie en relâchant le bandage ; et si malgré cela le gonflement continue, il faut l'étendre depuis la main jusqu'à l'épaule. »

Chez les enfants on peut facilement remplacer les trois attelles par une seule appliquée au côté externe, et cette dernière peut être en carton ramolli dans l'eau. M. Marjolin préfère à tout autre l'appareil de Desault ainsi modifié.

Aussitôt après l'application de l'appareil, la douleur cesse, parce que les fragments, affrontés avec exactitude, ne peuvent irriter les parties.

Pour prévenir la roideur articulaire, il ne faut pas négliger d'imprimer des mouvements à l'épaule dès que la consolidation est terminée.

Les deux observations qui suivent prouvent que les fractures du col chirurgical de l'humérus se consolident en quinze jours à trois semaines.

OBSERVATION I.

Edmond L..., âgé de 13 ans et demi, entre le 13 juin 1860 dans le service de M. Marjolin, pour une fracture du col chirurgical produite le jour même par le passage d'une roue de voiture. — Application de l'appareil de Desault modifié. — 25 juin, aucune consolidation. — 3 juillet, consolidation complète. — Par précaution on laisse l'appareil jusqu'au 9 juillet. — Col peu saillant. — 12 juillet, exeat. — 7 décembre, je revois ce malade; la saillie du col est effacée; c'est à peine si je reconnais l'endroit de la fracture.

OBSERVATION II [1].

Fractures du col chirurgical de l'humérus gauche. — Le nommé Marcelin, âgé de 6 ans, de bonne constitution, est entré le 27 juin 1841 au n° 10 de la salle Saint-Côme, à l'hôpital des Enfants-Malades. Le jour même il a fait une chute du haut d'un escalier jusqu'en bas; il prétend que le moignon de l'épaule a plus spécialement porté sur les marches. — A son entrée, douleurs vives, gonflement notable, impossibilité des mouvements du bras, adduction pouvant être facilement imprimée au bras. — Déformation de la partie supérieure du bras et de l'épaule, consistant en une dépression ou concavité très-prononcée vers le bord postérieur du deltoïde; pas de dépression sous-acromienne en arrière, et au-dessous de l'acromion on sent la partie supérieure de l'humérus quelque peu mobile et évidemment tirée en arrière par l'action des muscles sus et sous-épineux, etc. — En avant, le bord antérieur de l'aisselle paraît plus bombé que de coutume. Mesurée

[1] *Clinique des hôpitaux des enfants*, tome I, p. 121.

de la clavicule à sa partie inférieure, la paroi antérieure de l'aisselle a deux centimètres de moins que celle du côté opposé; l'axe du membre est dirigé obliquement de bas en haut et de dehors en dedans. — L'extrémité supérieure du fragment inférieur fait une légère saillie sous le grand pectoral, dont l'action contractile a évidemment produit le déplacement que je viens d'indiquer. — Mesurée comparativement du tubercule post-acromien à l'olécrâne, le raccourcissement est de trois centimètres; d'ailleurs les mouvements, soit en avant, soit en arrière, même les mouvements de rotation du membre, ne donnent aucune sensation de crépitation; ce fut seulement en pratiquant la coaptation que la crépitation devint sensible et manifeste. — Pendant ces différentes tentatives, les déplacements imprimés au fragment inférieur ne se communiquent en aucune façon au fragment supérieur, que l'on sent très-bien immobile dans la position qu'il occupe.

Le 28, application du bandage roulé ordinaire avec trois attelles. Flexion de l'avant-bras. Le soir, je trouve du gonflement de la main et de la douleur dans toute l'étendue du bras; je crois prudent de desserrer l'appareil.

Le 30, pas de douleurs bien vives. On continue l'application du bandage.

Le 11 juillet, on retire l'appareil, consolidation complète et régulière. — Durée du traitement, 14 jours.

Nous venons de faire l'histoire des fractures extra-capsulaires de l'extrémité supérieure de l'humérus; disons quelques mots maintenant des fractures intra-capsulaires.

Ces dernières sont extrêmement rares; cependant plusieurs faits attestent la possibilité de la division du col anatomique, dit Bichat[1], et j'ai vu, ajoute cet auteur, sur l'humérus d'un jeune homme de 17 ans, la tête de l'os exactement séparée de son corps par une division qui avait légèrement intéressé l'extrémité supérieure des tubérosités.

Cette fracture se reconnaît à la crépitation; mais il est souvent bien difficile de dire si l'on a affaire à une fracture intra-capsulaire, ou bien à une fracture à la fois intra et extra-capsulaire, ou bien encore à une fracture tout à fait extra-capsulaire, c'est-à-dire du col chirurgical.

La fracture peut être comminutive, et la crépitation est alors plus bruyante; de plus, dit M. Malgaigne, il y a un élargissement de la tête de l'os, qui se révèle surtout par une saillie de l'os en avant.

Cette fracture est très-grave, car la tête humérale, complétement séparée du reste de l'os, ne peut plus fournir au travail de consolidation; et la réunion se fait par un cal fibreux ou même ne se fait pas du tout. Si le périoste demeure intact par-dessus la fracture, la con-

[1] Desault, *Œuvres chirurgicales*, tome Ier.

solidation peut se faire. M. J. Cloquet a fait voir un cas de ce genre où la consolidation était complète[1].

Cette fracture est grave, à cause de la difficulté de la consolidation, et aussi à cause de la roideur articulaire qui en est la suite ; de plus il est d'observation qu'elle entraîne souvent la mort du malade.

« On comprend, dit M. Malgaigne, que la réunion doit se faire dans tous les cas où la fracture descendant au-dessous de la capsule, conserve à la tête de l'os des connexions avec le périoste ; autrement cette tête jouerait le rôle d'un corps étranger ; mais les faits manquent pour dire comment et si la nature parviendrait à s'en débarrasser. »

Le traitement consiste surtout à immobiliser l'articulation de l'épaule à l'aide d'un bandage ; et une fois la consolidation terminée, à imprimer des mouvements forcés pour prévenir l'ankylose. — S'il survient des accidents inflammatoires, on doit avoir recours à des applications émollientes.

[1] *Bulletins de la Faculté*, 1820, page 25.

CHAPITRE V

FRACTURES DU COUDE

Sous ce titre, je décris : 1° les fractures de l'extrémité inférieure de l'humérus au-dessus des condyles ; 2° les fractures de l'épicondyle ; 3° les fractures de l'épitrochlée ; 4° les fractures de l'olécrâne ; 5° les fractures de l'apophyse coronoïde du cubitus et du col du radius ; 6° les fractures comminutives et les fractures compliquées du coude.

Ces fractures, à l'exception de celles de la première variété, pénètrent souvent dans l'articulation du coude, d'où résulte une gêne des mouvements qui persiste pendant des mois, des années, et quelquefois indéfiniment.

Elles sont produites, dans l'immense majorité des cas, par une simple chute sur le coude ; d'autres fois c'est un choc violent porté sur cette région qui les détermine. Elles sont très-fréquentes chez l'enfant [1], tandis qu'elles sont assez rares chez l'adulte.

[1] Sur un total de 140 fractures observées à l'hôpital Sainte-Eugénie pendant l'année 1860, il y avait 18 fractures du coude.

ARTICLE PREMIER.

FRACTURES DE L'HUMÉRUS AU-DESSUS DES CONDYLES.

Les condyles de l'humérus peuvent être séparés du corps de l'os par une fracture oblique ou à peu près transversale. Cette lésion peut être confondue avec une simple contusion ou bien avec une luxation du coude.

Elle est toujours accompagnée d'une contusion, qui se reconnaît au gonflement et à l'ecchymose. Mais à quel signe reconnaître la fracture ? A la crépitation osseuse, à la mobilité anormale et à la déformation. La crépitation peut toujours être constatée, sinon le premier jour, à cause du gonflement, du moins trois à quatre jours après l'accident ; il en est de même de la mobilité anormale. La déformation se voit facilement ; elle tient au déplacement des fragments et consiste en une saillie angulaire en avant, un peu au-dessus de l'articulation du coude, formée par la rencontre du fragment inférieur avec le supérieur. Ce fragment inférieur fait par son extrémité articulaire une saillie en arrière qui simule une luxation du coude, car l'olécrâne est avec lui porté en arrière, mais cette apophyse conserve ses rapports avec les tubérosités de l'humérus dans la fracture, tandis que dans la luxation elle remonte au-dessus de ces mêmes tubérosités. Le gonflement empêche quelquefois de bien sentir les éminences ; mais, dans l'immense majorité des cas cependant, il sera possible de sentir le sommet de l'olécrâne, ainsi que l'une ou l'autre tubérosité de l'humérus, et même toutes les deux.

Ainsi la fracture se reconnaît à la crépitation, et l'absence de la luxation à ce que l'olécrâne conserve ses rapports normaux avec les tubérosités de l'humérus.

A. Cooper a indiqué la réduction comme moyen de reconnaître une fracture d'une luxation; une fois la réduction faite, le déplacement se reproduit facilement dans la fracture et ne se reproduit pas dans la luxation. Mais les signes qui viennent d'être indiqués sont bien préférables.

Une fracture peut être compliquée d'une luxation, mais alors on trouve avec les signes d'une fracture ceux de cette dernière lésion.

La fracture au-dessus des condyles est une des moins graves des fractures du coude, parce qu'elle ne pénètre pas dans l'articulation; aussi les mouvements de flexion et d'extension, un peu gênés dans les premiers temps, deviennent bientôt aussi étendus qu'à l'état normal, à la condition cependant que le fragment inférieur sera bien réduit; dans le cas contraire, il pourrait opposer un obstacle mécanique à la flexion de l'avant-bras, comme nous en rapportons plus loin un exemple remarquable.

Le traitement consiste à réduire la fracture, puis à maintenir la réduction; mais le déplacement ne se produit pas aussi facilement que l'a avancé A. Cooper; j'ai vu, après la réduction de la fracture, placer le membre sur un coussin un peu dur, l'envelopper les premiers jours de cataplasmes froids, les jours suivants de compresses résolutives, et le malade guérir sans déformation. Aussi, à cause du gonflement considérable qui accompagne cette fracture, je ne conseillerai jamais d'appliquer, les premiers jours, un bandage inamovible qui enveloppe le membre et empêche de le surveiller; je me contenterai de placer le coude à moitié fléchi dans une gouttière en fil de fer, en carton ou en gutta-percha, quelquefois même simplement sur un coussin un peu dur, sans autre appareil que des compresses s'attachant de chaque côté au coussin, pour prévenir de trop grands mouvements qui nuiraient à la consolidation.

Dans certains cas cependant où la réduction est très difficile à obtenir et à maintenir, j'appliquerai une attelle à la face antérieure du bras pour repousser en arrière la saillie angulaire, et je placerai le membre dans l'extension, position la plus commode pour maintenir la réduction ; mais je n'agirai ainsi que dans le cas où la fracture existerait sans complication aucune, dans la crainte d'une ankylose.

Dès la fin de la première quinzaine (je parle des enfants), il faut imprimer avec précaution des mouvements de flexion et d'extension, pour prévenir la roideur articulaire qui est souvent consécutive à cette fracture.

Le coude doit être, d'une manière générale, placé dans la demi-flexion ; car, s'il se faisait une ankylose, cette position serait moins incommode que toute autre.

J'ai observé deux fractures sus-condyliennes de l'humérus, mais je rapporte seulement celle qui me paraît présenter le plus d'intérêt.

OBSERVATION. — *Fracture sus-condylienne de l'humérus.*

Albert G....., âgé de 8 ans, entre à l'hôpital Sainte-Eugénie, dans le service de M. Marjolin, suppléé par M. Trélat, le 10 août 1860.

Cet enfant est tombé de son lit sur le parquet. Lors de son entrée à l'hôpital, une heure après l'accident, la région du coude est énormément tuméfiée ; l'olécrâne est très-saillant en arrière, mais il est au-dessous de l'épitrochlée, même dans l'extension : il n'y a donc pas de luxation du coude. On ne peut pas sentir l'épicondyle, à cause du gonflement, qui est plus considérable en dehors qu'en dedans. En saisissant l'humérus avec une main, l'avant-bras avec l'autre main, et en imprimant des mouvements de latéralité, on perçoit de la crépitation un peu au-dessus de l'articulation du coude ; le diagnostic est donc fracture de l'extrémité inférieure de l'humérus. La saillie considérable que l'olécrâne fait en arrière paraît à mon collègue Cornil et à moi causée en partie par le fragment inférieur de l'humérus dirigé obliquement de haut en bas et d'avant en arrière, et repoussant l'olécrâne par son extrémité inférieure ou articulaire Un peu au-dessus du pli du coude, à la face antérieure du bras, nous trouvons une saillie osseuse angulaire, constituée par la réunion des deux fragments de l'humérus. Nous cherchons à réduire, l'extension et la contre-extension étant faites avec ménagement, pour ne pas irriter l'articulation du coude par des tractions trop fortes. Trois heures après l'accident, apparait à la face antérieure du coude une ecchymose qui s'étend à une grande hauteur sur le bras et l'avant-bras, et le gonflement devient beaucoup plus considérable que lors de l'entrée du malade à l'hôpital. L'avant-bras est placé sur un coussin et recouvert de compresses de teinture d'arnica étendue d'eau.

Quatre jours plus tard, M. Trélat place le membre, depuis les doigts jusqu'au milieu du bras, dans une gouttière en gutta-percha, coudée, bien garnie de ouate à l'intérieur, et se moulant sur chaque partie.

27 août : il y a consolidation. Le fragment inférieur de l'humérus n'a pas été complétement réduit; il fait toujours saillie en avant par son extrémité supérieure, tandis que son extrémité inférieure repousse l'olécrâne en arrière. Les mouvements du coude sont un peu gênés, à cause de la roideur articulaire, mais beaucoup moins toutefois que dans la plupart des autres fractures du coude; l'avant-bras, dans les mouvements de flexion et d'extension, fait avec le bras un angle qui varie de 110 à 150°.

10 novembre suivant : M. Marjolin et moi revoyons ce malade. La flexion ne va pas au delà de l'angle droit, et si elle ne va pas plus loin, ce n'est pas à cause de la roideur articulaire, qui a complétement disparu, mais parce que le fragment inférieur de l'humérus, qui est dirigé de haut en bas et d'avant en arrière, empêche mécaniquement l'avant-bras d'aller plus loin dans ce sens. L'extension, au contraire, est plus étendue qu'à l'état normal.

Cette observation montre que la roideur articulaire, à la suite des fractures sus-condyliennes, disparaît facilement ; elle montre aussi que la réduction du fragment inférieur n'est pas toujours facile, et que la non-réduction a de graves conséquences, puisqu'elle limite pour toujours le mouvement de flexion de l'avant-bras. On doit donc tenter de réduire exactement, et le meilleur moyen pour maintenir cette réduction serait, suivant nous, de mettre l'avant-bras, non pas dans la demi-flexion, mais dans l'extension complète, et de repousser en arrière la saillie antérieure avec une attelle placée en avant du bras; mais on ne devrait suivre cette pratique que dans le cas où l'on serait bien sûr de l'existence de la fracture sus-condylienne sans complication; car, si une ankylose se faisait dans cette position, elle serait très-gênante pour le malade.

ARTICLE II.

FRACTURES DE L'ÉPICONDYLE.

Sous ce titre de *fractures de l'épicondyle*, je comprends toutes les fractures qui séparent l'épicondyle du reste de l'humérus, et je les distingue en fractures intra et extra-articulaires. M. Malgaigne n'admet pas cette division ; il affirme que toutes les fractures de l'épicondyle sont à la fois intra et extra-articulaires, et combat l'opinion contraire, émise par A. Cooper. Nous craignons que cette opinion de M. Malgaigne ne soit trop exclusive : les fractures de l'épicondyle sont, le plus souvent, il est vrai, à la fois intra et extra-articulaires ; mais il en est qui ne pénètrent pas du tout dans l'articulation, comme celle que nous rapportons page 143. Chaque année, M. Marjolin a l'occasion d'observer une ou plusieurs fractures de l'épicondyle qui ne pénètrent pas dans l'articulation.

Cette distinction est de la plus haute importance au point de vue du pronostic, les fractures intra-articulaires étant infiniment plus graves que les autres.

Les fractures de l'épicondyle sont peut-être les plus fréquentes des fractures du coude ; cependant j'ai observé un nombre égal de fractures de l'épicondyle et de l'épitrochlée pendant mon internat à l'hôpital Sainte-Eugénie.

Les fractures de l'épicondyle, comme nous venons de

le dire, doivent être distinguées en deux classes, suivant qu'elles pénètrent ou ne pénètrent pas dans l'articulation.

Dans les fractures extra-articulaires, le fragment est très-petit et ne comprend qu'une portion de l'épicondyle; dans les fractures intra-articulaires, le fragment séparé du corps de l'humérus est plus volumineux.

Le pronostic est bien différent dans les deux cas. La fracture extra-articulaire est un accident sans importance, guérissant bien, sans déformation sensible du coude et sans roideur consécutive;

La fracture intra-articulaire est très-grave, à cause de la roideur qui persiste fort longtemps et quelquefois même toute la vie.

La gêne des mouvements du coude à la suite des fractures intra-articulaires reconnaît différentes causes. Un fragment dont la réduction est impossible peut opposer un obstacle mécanique à ces mouvements. Le travail inflammatoire qui accompagne si souvent cette fracture peut amener des adhérences à l'intérieur de l'articulation; les ligaments, à la suite de ces inflammations, perdent leur souplesse et deviennent extrêmement rigides.

Aussi, je le répète, très-souvent à la suite de ces fractures les malades ne recouvrent pas l'intégrité de leurs mouvements; mais souvent aussi cette infirmité ne les empêche pas de se livrer à leurs travaux, les mouvements du poignet et de l'épaule suppléant en partie à ceux du coude.

En résumé, les fractures intra-articulaires de l'épicondyle sont, par la perte d'une partie des mouvements de l'articulation, extrêmement graves, quoique ordinairement elles soient consolidées en quinze jours.

Les fractures extra-articulaires ne présentent aucune gravité : au bout de quinze jours ou trois semaines, le malade est complétement guéri.

Les fractures de l'épicondyle sont habituellement produites, comme toutes les fractures de cette région, par une chute sur le coude.

Les deux signes que nous constatons assez facilement lorsque cette fracture existe, et qui nous permettent d'affirmer son existence, sont la mobilité anormale et la crépitation. Je ne parle pas de la douleur, qui appartient aussi bien à la contusion qu'à la fracture. On perçoit ces deux signes en saisissant l'épicondyle entre les doigts et en lui imprimant des mouvements. La simple pression sur cette apophyse suffit quelquefois pour faire constater la mobilité anormale et la crépitation ; d'autres fois on détermine la crépitation en imprimant à l'avant-bras des mouvements de pronation et de supination.

En même temps que cette fracture, il existe presque constamment un gonflement considérable, tenant à un épanchement dans l'articulation, à la contusion des parties molles de la région du coude. Ce gonflement gêne beaucoup pour le diagnostic; cependant, en s'y prenant comme je l'ai dit plus haut, on parvient toujours à constater les deux signes qui viennent d'être indiqués.

Le traitement est le même que celui de la fracture de l'humérus au dessus des condyles. Il est inutile d'appliquer des attelles pour maintenir la réduction du fragment épicondylien, attendu qu'il est impossible de maintenir cette réduction ; il faut seulement immobiliser autant que possible l'articulation du coude pour que la consolidation se fasse; et les moyens les plus propres à remplir cette indication sont encore les gouttières en fil de fer, en carton ou en gutta-percha. On peut même se contenter de faire reposer le membre à moitié fléchi sur un coussin, de le maintenir dans cette position avec des compresses ou des bandes qui le fixent au coussin ; on pourrait se servir d'attelles en carton pour mieux immobiliser le coude et nullement pour maintenir la réduction des fragments.

Quant aux appareils inamovibles, nous les repoussons pour cette variété de fracture, attendu qu'ils nous empêchent de surveiller une articulation souvent atteinte d'une inflammation aiguë.

Les premiers jours qui suivent l'accident, nous appliquons sur le membre malade des cataplasmes froids, pour prévenir ou diminuer l'intensité de l'inflammation, et les jours suivants, des compresses trempées dans un liquide résolutif, comme la teinture d'arnica étendue d'eau, l'alcool camphré, l'extrait de saturne. Le membre malade est tenu dans une extrême propreté, pour que les fonctions de la peau s'accomplissent, et qu'il n'y ait pas sur l'épiderme de matières irritantes qui amènent un érysipèle, une angioleucite, un érythème ou même une inflammation plus profonde.

Le coude devra être maintenu dans la demi-flexion ; c'est la position qui prédispose le moins à l'ankylose, et qui rend cette infirmité moins gênante, lorsque l'arthrite a cette terminaison fâcheuse ; il sera placé sur un coussin un peu élevé, pour faciliter, par la position, la résorption des épanchements sanguins souvent si considérables.

J'ai observé six fractures de l'épicondyle, dans le service de M. Marjolin, pendant l'année 1860 ; et je rapporte l'observation de trois de ces malades, que j'ai revus longtemps après la consolidation.

OBSERVATION I. — *Fracture extra-articulaire de l'épicondyle.*

Paul G...., âgé de 3 ans et demi, étant tombé d'une chaise sur le pavé, est apporté à l'hôpital Sainte-Eugénie, le 13 octobre 1860, quelque temps après l'accident. Nous trouvons un gonflement de tout le coude droit avec une ecchymose au côté externe ; la pression, au niveau de l'ecchymose, fait percevoir de la mobilité anormale avec une crépitation osseuse, ne laissant aucun doute sur l'existence de la fracture de l'épicondyle, il est facile de saisir le fragment épicondylien entre deux doigts et de reconnaitre qu'il est *très-petit*.

Comme on ne constate pas de déplacement, M. Marjolin ne fait mettre aucun appareil. L'enfant garde le lit, et le membre, recouvert de compresses imbibées de teinture d'arnica, est placé sur un coussin.

Le 25, la consolidation est terminée; on ne perçoit plus ni mobilité anormale, ni crépitation. A partir de ce jour, l'enfant reste levé toute la journée, le bras en écharpe, et l'on fait exécuter au coude des mouvements forcés.

15 novembre : Paul quitte l'hôpital; les mouvements de flexion et d'extension sont aussi étendus qu'à l'état normal. L'épicondyle est un peu plus volumineux, plus arrondi et moins saillant en dehors, que celui du côté opposé; *la petitesse du fragment, et l'absence de roideur articulaire, après la consolidation, nous ont fait diagnostiquer une fracture extra-articulaire.*

OBSERVATION II. — *Fracture intra-articulaire de l'épicondyle, fracture probable de l'extrémité supérieure du radius; arthrite, ankylose incomplète.*

Louis A...., âgé de 14 ans, est tombé, le 17 mai 1860, de la hauteur de trois mètres. Transporté à l'hôpital, une heure après l'accident, nous constatons un gonflement considérable du coude. Par la pression, on détermine de la crépitation non-seulement au niveau de l'épicondyle, mais aussi au niveau de la tête du radius; en imprimant des mouvements de rotation à l'avant-bras, on perçoit de la crépitation au côté externe du coude. L'olécrâne a gardé ses rapports avec l'épitrochlée. Des signes précédents, nous concluons qu'il n'y a pas de luxation et qu'il existe une fracture; mais, à cause du gonflement, il nous est impossible de reconnaître d'une manière certaine si la fracture est simple ou comminutive, et s'il y a déplacement des fragments.

Le coude fracturé est placé dans la demi-flexion sur un coussin dur et recouvert de cataplasmes froids.

Le soir du jour de l'accident, la peau de l'avant-bras devient rouge; le lendemain matin, il y a encore de la rougeur et de la tension de l'avant-bras avec une réaction fébrile intense : peau chaude, pouls à 120; pas d'appétit. Mais, au bout de quarante-huit heures, cette réaction fébrile a disparu, le pouls est tombé à 60, et la rougeur de la peau, à l'avant-bras, n'existe plus, mais le gonflement et l'ecchymose persistent toujours.

3 mai : on substitue aux cataplasmes des compresses imbibées de teinture d'arnica.

Le 25 : ce jour-là, pour la première fois, on peut constater que l'épicondyle fait saillie en arrière et en bas ; il n'y a plus de crépitation, mais un peu de mobilité anormale ; on constate alors que le fragment épicondylien est volumineux, il comprend au moins le tiers de la largeur de l'extrémité inférieure de l'humérus, et la fracture pénètre dans l'articulation du coude. La tête du radius a suivi le fragment épicondylien et fait avec lui saillie en dehors et en arrière. Les mouvements de pronation et de supination de l'avant-bas, comme ceux de flexion et d'extension du coude, sont très-limités et très-douloureux. Le 25 mai, il y a déjà un commencement de consolidation, par conséquent il est bien difficile de réduire le fragment, de plus, il serait impossible de maintenir la réduction de ce fragment avec n'importe quel appareil ; aussi le membre est toujours placé à moitié fléchi sur un coussin, auquel il est fixé par une bande qui passe transversalement au-devant de lui.

A partir du 30 mai, on ne perçoit plus de mobilité anormale; le malade prend des bains de bras et des douches, et chaque jour on imprime des mouvements forcés à l'articulation du coude.

Le 24 juin, Louis quitte l'hôpital dans l'état suivant : il existe une déformation notable du coude; le fragment épicondylien très-volumineux fait, avec la tête du radius, placée au-dessous, une saillie considérable en arrière; ce fragment est très-rapproché de l'olécrâne, il s'est porté non-seulement en arrière, mais aussi en bas et en dedans. L'épitrochlée et l'olécrâne ont conservé leurs rapports et ne sont pas déformés ; ils n'ont pas été fracturés.

Les mouvements sont très-limités, non-seulement ceux de flexion et d'extension, mais aussi ceux de pronation et de supination.

Le 14 novembre, je revois ce malade avec M. Marjolin. La déformation du coude est toujours la même; les mouvements ne sont guère plus étendus que le jour où l'enfant est sorti de l'hôpital ; l'avant-bras est à demi fléchi sur le bras ; l'ankylose est presque complète. Les mouvements de pronation et de supination sont aussi très-limités.

Cette observation nous montre la gravité des fractures intra-articulaires ; elle nous montre aussi combien il est difficile de diagnostiquer tout d'abord d'une manière certaine l'étendue des lésions dans cette variété de fracture.

OBSERVATION III. — *Fracture intra-articulaire de l'épicondyle; luxation du coude en arrière; paralysie du nerf radial.*

Auguste M..., âgé de 6 ans, entre à l'hôpital Sainte-Eugénie, salle Napoléon, le 22 janvier 1860, quatre heures après être tombé d'une voiture à bras sur le pavé ; c'est le côté droit du corps qui a porté sur le sol dans la chute.

Le coude est énormément tuméfié, une large ecchymose existe à sa face antérieure ; l'olécrâne fait en arrière une saillie considérable, cette apophyse est remontée au-dessus de l'épitrochlée ; on peut imprimer à l'avant-bras des mouvements de latéralité. Ces deux signes : olécrâne remonté au-dessus de la saillie épitrochléenne et mouvements de latéralité de l'avant-bras, nous font reconnaître d'une manière certaine une luxation du coude en arrière.

Nous ne pouvons sentir l'épicondyle ; mais, en appuyant avec le doigt au niveau de cette apophyse, nous percevons une crépitation osseuse qui nous fait diagnostiquer sa fracture.

Le lendemain matin, 23, M. Marjolin confirme notre diagnostic : luxation du coude et fracture de l'épicondyle. Il réduit la luxation, puis il met l'avant-bras à moitié fléchi dans une écharpe et le fixe au tronc avec une bande circulaire ; cette position est maintenue cinq jours, à la suite desquels l'avant-bras est simplement placé sur un coussin, recouvert de compresses imbibées de teinture d'arnica, et renouvelées plusieurs fois dans le courant de la journée.

Le fragment épicondylien est petit, cependant je crois que la fracture pénètre dans l'articulation.

7 février : on ne peut plus percevoir de crépitation, ni même de mobilité anormale ; il y a probablement consolidation.

Deux jours après l'entrée du malade à l'hôpital, on s'est aperçu qu'il y avait une paralysie du nerf radial. La sensibilité cutanée avait disparu à la partie externe de l'avant-bras et de la main ; le poignet et les doigts étaient dans la demi-flexion, mais le malade ne pouvait les fléchir complétement, il lui était impossible de saisir les objets qu'on lui présentait, il ne pouvait non plus étendre la main ni les doigts.

La paralysie fut traitée par l'électricité et les bains sulfureux.

18 mars : ce malade quitte l'hôpital, l'épicondyle fait en dehors une légère saillie. Les mouvements de flexion et d'extension sont possibles, mais limités; l'avant-bras forme avec le bras un angle de 130 degrés dans l'extension et de 110 degrés dans la flexion ; lorsqu'on veut fléchir ou étendre davantage, le malade souffre beaucoup ; toutefois on recommande bien aux parents d'imprimer plusieurs fois par jour des mouvements forcés à cette articulation, comme on le faisait à l'hôpital.

La paralysie du nerf radial est en voie d'amélioration : l'insensibilité a disparu, et la force musculaire est revenue en partie. L'enfant prend des bains sulfureux.

10 novembre : ce petit malade revient à la consultation; M. Marjolin et moi constatons que la paralysie a complétement disparu ; le malade peut étendre la main et serrer avec force les objets qu'on lui présente. L'épicondyle fait une très-légère saillie en dehors. La roideur articulaire a bien diminué; l'extension complète est possible et la flexion dépasse l'angle droit; tout fait espérer que l'enfant pourra recouvrer l'intégrité de ses mouvements.

ARTICLE III.

FRACTURES DE L'ÉPITROCHLÉE.

Ces fractures doivent, comme celles de l'épicondyle, être distinguées en intra et en extra-articulaires ; les premières sont infiniment plus graves que les autres, pour les raisons que nous avons données en parlant des fractures intra-articulaires de l'épicondyle.

Dans les fractures extra-articulaires de l'épitrochlée, le fragment est très-petit, ne comprend que cette apophyse, tandis que dans les fractures intra-articulaires le fragment, séparé de l'humérus, est beaucoup plus volumineux, et comprend non-seulement l'épitrochlée, mais aussi une portion de la trochlée. Ces dernières fractures sont beaucoup plus fréquentes que ne le pense M. Malgaigne. Le savant professeur de la Faculté s'exprime ainsi en parlant des fractures de la trochlée : « Desault le premier a fait mention de cette fracture. Après lui, Ch. Bell, énumérant les fractures de l'humérus près du coude, cite celles de la trochlée et ne parle point du condyle externe, comme si l'interne était seul exposé à être séparé de l'os. A. Cooper enfin dit que cette fracture est fréquente, surtout chez les enfants, bien qu'il l'ait vue aussi dans un âge plus avancé. Malgré cette triple autorité, je regarde cette lésion comme excessivement rare. » (Malgaigne, *Traité des fractures*, page 560.) Les faits que nous avons observés à l'hôpital Sainte-Eugénie pendant notre internat, et ceux que M. Marjolin a observés depuis sept ans, qu'il est chirurgien de cet hôpital, nous permettent d'affirmer que la fracture de la trochlée est assez fréquente. Chaque année M. Marjolin voit trois ou quatre de ces fractures, et moi-même, dans le courant d'une seule année, j'en ai observé quatre, dont je rapporte plus loin les observations.

Je reconnais que les fractures de l'épitrochlée sont ordinairement extra-articulaires, tandis que les fractures de l'épicondyle sont habituellement intra-articulaires; mais les faits me permettent d'affirmer que les fractures intra-articulaires de l'épitrochlée se rencontrent assez souvent, et qu'il en est de même des fractures extra-articulaires de l'épicondyle, contrairement à l'opinion de M. Malgaigne.

Les fractures de l'épitrochlée, à peu près aussi fréquentes que celles de l'épicondyle, sont, comme ces dernières, produites par une chute sur le coude.

Ces fractures se reconnaissent aux mêmes signes que celles de l'épicondyle. D'après le volume du fragment, il est facile de dire si la fracture est intra ou extra-articulaire.

Le déplacement opéré par le fragment dans ces deux variétés de fractures est très-variable; j'ai remarqué cependant que, dans la fracture extra-articulaire, le fragment épitrochléen est le plus souvent porté en bas, tandis que, dans la fracture intra-articulaire, il est ordinairement porté en arrière, et, comme l'olécrâne suit le mouvement de la trochlée en faisant saillie en arrière, il simule une luxation du coude. On s'assure qu'il n'y a pas de luxation en constatant que le sommet de l'olécrâne est au-dessous de l'épicondyle, même dans l'extension. Il ne faut pas oublier que le déplacement varie suivant la direction de la fracture, et que le fragment peut être porté en avant tout aussi bien qu'en arrière.

Cette fracture est souvent accompagnée d'une contusion et d'un épanchement dans l'articulation, qui donnent au coude un volume considérable; cette contusion empêche quelquefois de bien limiter le fragment les premiers jours, et par suite de porter un diagnostic précis; mais, au bout de quelques jours, le gonflement a diminué; le chirurgien peut alors sentir le fragment et dire à quelle variété de fracture il a affaire.

La fracture extra-articulaire guérit en quinze jours, sans laisser de roideur consécutive, ou bien, s'il y a un peu de roideur, elle disparaît en peu de temps, tandis que la fracture intra-articulaire se termine souvent par une ankylose plus ou moins complète, qui dure toute la vie.

Le traitement est le même que celui de la fracture de l'épicondyle; aussi nous croyons inutile de revenir sur ce que nous avons dit dans l'article précédent (voir p. 142).

Quinze jours après l'accident, il faut imprimer des mouvements de flexion et d'extension pour empêcher l'ankylose de se produire.

Je rapporte ici plusieurs observations de fractures de l'épitrochlée qui confirment pleinement ce que j'ai avancé dans cet article.

OBSERVATION I. — *Fracture extra-articulaire de l'épitrochlée.*

Émile P..., âgé de 10 ans et demi, ayant été poussé

avec force par un autre enfant, est tombé sur le coude droit.

Le 15 septembre, une demi-heure après l'accident, il entre à l'hôpital Sainte-Eugénie, dans le service de M. Marjolin. En saisissant l'épitrochlée entre deux doigts, il est facile de reconnaître que cette apophyse est séparée de l'humérus; on perçoit de la mobilité anormale et de la crépitation, et l'on sent que le fragment épitrochléen est très-petit, par conséquent la fracture ne pénètre pas dans l'articulation. Quelques heures après l'accident, apparaît à la face interne du bras une ecchymose très-large.

M. Marjolin ne fait pas appliquer d'appareil, à cause du gonflement du coude, et aussi parce que, le fragment étant très-petit, il croit que les appareils ne peuvent avoir d'action sur lui, et par conséquent sont inutiles. Le membre, recouvert de compresses imbibées de teinture d'arnica, est placé sur un coussin un peu dur.

Le 22, il n'y a plus de crépitation, mais encore un peu de mobilité anormale.

Le 26, plus de mobilité anormale ni de crépitation. Nous croyons la consolidation terminée, et nous imprimons au membre des mouvements forcés; le malade reste levé toute la journée, le bras en écharpe.

Le 3 octobre, le malade sort; les mouvements de flexion et d'extension sont presque aussi étendus qu'à l'état normal, et avec un peu d'exercice de l'articulation, l'enfant aura bientôt recouvré l'intégrité de ses mouvements. L'épitrochlée est abaissée, elle paraît portée un peu en avant, elle est arrondie, plus volumineuse et un peu moins saillante en dedans qu'à l'état normal.

OBSERVATION II. — *Fracture extra-articulaire de l'épitrochlée.*

Jules P...., âgé de 11 ans, entre à l'hôpital Sainte-Eugénie, dans le service de M. Marjolin, le 24 octobre 1860, quatre jours après être tombé dans un escalier.

Le coude droit est énormément tuméfié, cependant on peut percevoir de la crépitation et imprimer des mouvements au fragment épitrochléen. Pas d'autre appareil qu'un coussin dur, sur lequel repose le membre à moitié fléchi et recouvert de compresses de teinture d'arnica.

Le 1er novembre, le gonflement a diminué, nous sentons distinctement que l'épitrochlée est effacée; au-dessous de cette apophyse est une petite saillie dont elle est séparée par une dépression. Cette petite saillie n'est autre chose qu'une portion de l'épitrochlée, séparée du reste de cette apophyse par la fracture. Aujourd'hui il n'y a plus de mobilité anormale ni de crépitation; la consolidation est donc terminée. Le gonflement est toujours prononcé.

Le 12 novembre, le malade sort; l'ecchymose n'a pas encore entièrement disparu. L'avant-bras forme avec le bras un angle de 140 degrés dans l'extension et de 110 degrés dans la flexion. Nous croyons que, si l'on imprime des mouvements forcés, comme nous le recommandons, l'articulation aura bientôt recouvré l'intégrité de ses mouvements.

OBSERVATION III. — *Fracture extra-articulaire de l'épitrochlée.*

Alphonsine D...., âgée de 3 ans et demi, est tombée sur le coude droit, quatorze jours avant son entrée à l'hôpital; elle avait été poussée violemment par un autre enfant et elle était tombée sur le pavé.

Le coude droit n'est pas sensiblement plus volumineux que le gauche; en l'explorant avec soin, on trouve l'épitrochlée beaucoup moins saillante qu'à l'état normal; et l'on sent au-dessous de la saillie épitrochléenne une autre petite saillie osseuse, séparée de la précédente par une rainure; cette dernière saillie osseuse n'est autre chose qu'un petit fragment de l'épitrochlée, séparé du reste de l'humérus.

Le 31 octobre, jour de l'entrée de la malade à l'hôpital, il n'y a plus ni mobilité anormale, ni crépitation; la consolidation est terminée, quoique l'enfant n'ait porté aucun appareil et qu'elle ait eu simplement le bras en écharpe.

Il y a un peu de roideur articulaire qui limite les mouvements de flexion et d'extension; on imprime au coude des mouvements forcés.

12 novembre : la malade sort de l'hôpital; la roideur articulaire a presque entièrement disparu.

OBSERVATION IV. — *Fracture intra-articulaire de l'épitrochlée.*

Pierre R...., âgé de 7 ans, entre, le 8 août 1860, à l'hôpital Sainte-Eugénie (dans le service de M. Marjolin, suppléé par M. Trélat). En sautant il tomba sur le coude droit, et une heure après l'accident il fut apporté à l'hôpital.

Nous constatons que l'olécrâne est porté en arrière, mais son sommet est au-dessous des tubérosités de l'humérus.

En saisissant le bras d'une main, et en cherchant à imprimer à l'avant-bras des mouvements de latéralité avec l'autre main, on perçoit de la crépitation au niveau du coude. Nous pouvons sentir que le fragment épitrochléen, très-volumineux, est porté en arrière et en dehors.

Le lendemain de l'accident, le gonflement du coude est notablement augmenté.

Des cataplasmes froids d'abord, puis des compresses d'eau blanche, sont appliqués pendant les premiers jours sur l'articulation malade.

18 août : M. Trélat met le coude fracturé, à moitié fléchi, dans une gouttière en gutta-percha, allant de la main jusqu'au milieu du bras, se moulant sur chaque

partie, et bien garnie de ouate pour prévenir les contusions de la peau.

28 août : on enlève la gouttière, la consolidation est complète, mais la roideur articulaire est très-grande, les mouvements du coude sont très-limités. Chaque jour on imprime à l'articulation des mouvements forcés.

3 septembre : le malade quitte l'hôpital; on recommande bien aux parents de fléchir et d'étendre plusieurs fois par jour le coude de leur enfant. Cette articulation est déformée ; l'avant-bras fait avec le bras un angle ouvert en dedans et saillant en dehors. Le fragment épitrochléen et l'olécrâne non fracturé ont été portés en arrière et en dehors, ce qui nous explique comment l'avant-bras forme avec le bras un angle ouvert en dedans et saillant en dehors.

10 novembre : M. Marjolin et moi revoyons ce malade. La roideur articulaire est encore très-grande : l'avant-bras forme avec le bras un angle de 110 degrés dans la flexion et de 140 dans l'extension. Les mouvements de pronation et de supination sont aussi étendus qu'à l'état normal.

Dans ce cas, la fracture était intra-articulaire, elle séparait de l'humérus un fragment très-volumineux. Cette observation nous montre combien sont graves les fractures du coude pénétrant dans l'articulation même, puisque chez ce jeune enfant, deux mois après la consolidation, la roideur articulaire est encore très-prononcée.

OBSERVATION V. — *Fracture intra-articulaire de l'épitrochlée; ankylose presque complète.*

Jules L..., âgé de 15 ans et demi, tomba sur le coude en sautant d'une chaise sur le sol, et fut conduit chez un pharmacien, qui lui appliqua un appareil très-serré. Deux jours plus tard, le 15 juin 1860, il est amené à l'hôpital Sainte-Eugénie; il se plaint beaucoup du coude: l'appareil, qui étranglait le membre, est enlevé, et l'on voit alors une rougeur inflammatoire avec des phlyctènes.

Des cataplasmes froids sont d'abord appliqués sur le coude, et lorsque la rougeur inflammatoire a disparu, le 18, les cataplasmes sont remplacés par des compresses de teinture d'arnica. On sent manifestement alors une fracture de l'épitrochlée. Le fragment comprend non-seulement l'épitrochlée, mais aussi une portion de la trochlée; il est très-volumineux et angulaire; sa base répond à l'articulation du coude, et son sommet, dirigé en haut, est au moins à 6 centimètres au-dessus de l'articulation.

L'avant-bras, à moitié fléchi sur le bras, est placé sur un coussin; deux attelles de carton ramollies dans l'eau sont placées, l'une en avant et l'autre en arrière du coude.

21 juin: le fragment épitrochléen est toujours mobile, il y a même encore de la crépitation; par conséquent on ne peut imprimer de mouvement au coude

pour prévenir la roideur articulaire. Le gonflement est toujours très-considérable.

30 juin : il n'y a plus de mobilité anormale ; M. Marjolin imprime des mouvements forcés à l'articulation du coude, mais ces mouvements forcés sont très-limités. La pronation et la supination de l'avant-bras sont également très-douloureuses et presque nulles.

Pendant tout le mois de juillet, le malade prend des bains de bras et des douches de vapeur, pour assouplir l'articulation et rendre les mouvements plus faciles.

7 août : Il quitte l'hôpital dans l'état suivant : l'avant-bras est à moitié fléchi sur le bras, il fait avec lui un angle de 120 degrés dans la flexion et de 150 dans l'extension. L'épitrochlée est moins saillante en dedans qu'à l'état normal, elle est portée en arrière et en dehors, et l'extrémité supérieure des deux os de l'avant-bras est un peu portée en dedans, ce qui est cause de la saillie de l'épicondyle.

Les mouvements de pronation et de supination de l'avant-bras sont très-limités.

Outre la fracture, il y a eu probablement chez ce malade quelques déchirures de fibres ligamenteuses, pour que l'extrémité supérieure des deux os de l'avant-bras se porte en dedans.

OBSERVATION VI. — *Fracture intra-articulaire de l'épitrochlée.*

Marie L....., âgée de quatre ans, entre à l'hôpital

Sainte-Eugénie le 28 juillet 1860; deux heures après être tombée dans un escalier. Nous trouvons un gonflement considérable de tout le coude; l'avant-bras est légèrement fléchi sur le bras; l'olécrâne a conservé ses rapports avec les tubérosités de l'humérus, ce qui éloigne l'idée d'une luxation. La pression sur l'épitrochlée nous fait percevoir de la crépitation, mais le gonflement nous empêche de reconnaître le volume du fragment épitrochléen et de voir si ce fragment est très-mobile. Les mouvements de flexion et d'extension sont presque complétement impossibles, à cause de la douleur et du gonflement.

Le 28 et les jours suivants, le membre malade est placé dans la demi-flexion sur un coussin dur et un peu élevé; il est recouvert de cataplasmes arrosés de teinture d'arnica, et fixé au coussin par une bande passant transversalement au-devant de lui.

2 août : M. Trélat supprime les cataplasmes et met le coude à moitié fléchi dans une gouttière en gutta-percha, coudée, qui se moule sur toutes les parties, depuis la main jusqu'au milieu du bras; cette gouttière est bien garnie de ouate pour prévenir les contusions.

Le 14, on ne perçoit plus de crépitation ni de mobilité anormale en pressant sur l'épitrochlée. La gouttière en gutta-percha est remplacée par un appareil en stuc qui est enlevé au bout de quatre jours. A partir de ce moment, la malade n'a plus d'appareil: elle reste levée toute la journée, le bras en écharpe, et chaque matin

M. Trélat imprime des mouvements forcés à l'articulation du coude.

Le 30, Marie quitte l'hôpital. Les mouvements sont encore peu étendus; l'avant-bras ne dépasse pas l'angle droit dans la flexion, ni un angle de 140 degrés dans l'extension. L'épitrochlée est portée en dedans et en avant; on circonscrit avec les doigts le fragment épitrochléen qui est volumineux.

17 novembre : je revois cette malade. La roideur du coude est toujours la même, quoique les parents aient imprimé des mouvements forcés à cette articulation; on sent parfaitement bien le fragment épitrochléen saillant en avant et en dedans.

Le volume du fragment épitrochléen et la persistance de la roideur articulaire ne nous laissent aucun doute sur l'existence de la fracture intra-articulaire.

OBSERVATION VII. — *Fracture intra-articulaire de l'épitrochlée.*

Adolphe V....., âgé de six ans, est tombé de sa hauteur sur le trottoir, le 27 octobre 1860. Transporté à l'hôpital une heure après l'accident, nous trouvons un gonflement considérable de tout le coude gauche, et nous percevons de la mobilité anormale et de la crépitation en pressant sur l'épitrochlée; nous reconnaissons facilement à l'aide des doigts que le fragment épitrochléen est volumineux, et que bien certainement la fracture pénètre dans l'articulation.

Outre la déformation du coude tenant au gonflement, il en existe une autre tenant à ce que les deux os de l'avant-bras sont portés en dedans à leur extrémité supérieure, ce qui fait paraître l'épicondyle saillant en dehors. Une déchirure des fibres ligamenteuses est sans doute cause du déplacement des os de l'avant-bras et de la saillie en dehors de l'épicondyle.

Pour faire disparaître autant que possible cette déformation, M. Marjolin applique deux attelles en carton : l'une en dedans, l'autre en dehors. L'appareil est surveillé avec le plus grand soin dans la crainte qu'il ne survienne des accidents. Au bout de quinze jours, il n'existe plus de mobilité anormale ni de crépitation ; on commence à imprimer des mouvements forcés de flexion et d'extension ; l'avant-bras est toujours porté en dedans à son extrémité supérieure, mais moins que lors de l'entrée du malade à l'hôpital ; toutefois il existe au coude un angle ouvert en dehors.

Douches de vapeurs pour assouplir l'articulation.

10 décembre : Exeat. Les mouvements de flexion et d'extension sont limités : l'avant-bras forme avec le bras un angle de 110 degrés dans la flexion et de 140 dans l'extension.

Le fragment épitrochléen volumineux est un peu porté en bas et en avant, l'épicondyle est saillant en dehors, et l'avant-bras forme avec le bras un angle ouvert en dehors.

Je vais rapporter un dernier fait de fracture de l'épitrochlée, que j'ai observée un mois après sa production. Il est difficile de dire s'il s'agit dans ce cas d'une fracture intra ou extra-articulaire; mais cette observation est intéressante parce qu'elle nous montre une tumeur blanche se développant après la consolidation de la fracture, et reconnaissant pour cause occasionnelle l'accident qui a déterminé la fracture elle-même.

OBSERVATION VIII. — *Fracture de l'épitrochlée; tumeur blanche du coude.*

Eulalie Th...., âgée de 11 ans, vient à la consultation de l'hôpital Sainte-Eugénie le 12 novembre, un mois après être tombée sur un monceau de pierres. Il existe une notable déformation du coude : l'avant-bras forme avec le bras un angle ouvert en dehors, ce qui tient à ce que les deux os de l'avant-bras sont portés en dedans à leur extrémité supérieure; l'épycondyle est saillant en dehors; l'épitrochlée est abaissée, mais nullement saillante en dedans; elle est au contraire portée en avant et en dehors. En arrière il existe deux bosselures fluctuantes : une de chaque côté de l'olécrâne; l'externe est plus volumineuse que l'interne; ces bosselures dépassent en haut l'extrémité supérieure de l'olécrâne et sont manifestement dues à une hydarthrose du coude. Les mouvements de cette articulation sont limités; l'avant-bras forme avec le bras un angle d'environ 145 degrés dans l'extension et un angle droit dans la flexion.

Il n'est pas douteux, d'après les signes que nous avons indiqués plus haut, que l'épitrochlée ait été fracturée; cette fracture, produite par la chute qu'a faite la malade, il y a un mois, est aujourd'hui consolidée; mais il existe une hydarthrose du coude qui reconnaît la même cause que la fracture.

Malgré les applications résolutives qui sont faites, l'hydarthrose n'a pas encore disparu, le 31 décembre 1860. Les mouvements de flexion et d'extension sont toujours très-limités; et, quoique la constitution de la malade soit assez bonne en apparence, il est probable qu'il existe une tumeur blanche du coude au début.

Cette observation montre combien le chirurgien doit être réservé dans le pronostic de cette fracture, puisqu'après la consolidation il peut se développer une affection beaucoup plus grave que la fracture elle-même.

ARTICLE IV.

FRACTURES DE L'OLÉCRANE.

Les fractures de l'olécrâne ne sont pas fréquentes chez les enfants. Sur dix-huit fractures du coude que j'ai observées à l'hôpital Sainte-Eugénie dans le courant d'une année, il n'y avait pas une seule fracture de l'olécrâne; M. Marjolin en a observé deux dans l'espace de sept années.

On se rend facilement compte de la rareté de cette fracture chez l'enfant, en réfléchissant que l'action musculaire, qui la produit assez souvent chez l'adulte, ne cause presque jamais de fracture dans l'enfance, le système musculaire étant trop peu développé dans le jeune âge. Une autre raison de la rareté de cette fracture chez les enfants, c'est que l'olécrâne est peu développée à cette époque de la vie.

Elles sont produites par une chute sur le coude; un choc sur l'olécrâne, comme un coup de bâton, un coup de pied de cheval, peut également les produire. Je ne sache pas qu'il existe d'exemple de fracture de l'olécrâne chez un enfant causée par l'action musculaire.

Cette fracture se reconnaît à l'écartement des deux fragments; le fragment supérieur est en effet tiré en haut par le muscle triceps, et l'on peut facilement porter le doigt dans l'intervalle, qui est ordinairement de plus d'un centimètre; il est facile d'imprimer au fragment supérieur des mouvements de latéralité. L'extension est impossible, tandis que la flexion se fait avec facilité.

Les tissus fibreux qui recouvrent la face postérieure de l'olécrâne peuvent n'être pas déchirés; alors les différents signes que nous venons d'indiquer manquent, et le diagnostic est très-difficile. Toutefois il est bien rare qu'il n'y ait pas quelque déchirure de ces tissus fibreux, accompagnée d'un léger écartement des deux portions de l'olécrâne.

D'autres fois le gonflement dû à la contusion est tel, qu'il faut attendre plusieurs jours pour reconnaître l'existence de la solution de continuité.

Le pronostic de cette fracture est grave, car l'arthrite dont elle s'accompagne peut se terminer par ankylose; de plus, comme la réunion, qui se fait non point par un cal osseux, mais par un tissu fibreux, n'est jamais exacte, si l'intervalle des deux fragments est considérable, l'extension complète est impossible.

Le traitement consiste à mettre le membre dans l'extension sinon complète, du moins incomplète, pour rapprocher les fragments. L'extension complète est la position qui expose le plus à l'ankylose; c'est pourquoi nous conseillons une extension incomplète. La flexion du coude augmenterait l'écartement des fragments, et les mouvements d'extension seraient ensuite très-limités. Inutile d'ajouter que ces fractures demandent beaucoup de surveillance de la part du chirurgien.

Dans les premiers temps, l'inflammation sera combattue par des applications émollientes.

Le meilleur appareil, suivant nous, est une attelle en carton ou une gouttière bien garnie de ouate placée en avant du membre et maintenue par des tours de bande.

Il faut, vers la fin de la première quinzaine, nous rappelant la rapidité de la consolidation chez les enfants, imprimer au coude des mouvements forcés pour prévenir l'ankylose.

Si la fracture de l'olécrâne est compliquée de plaie, on tâchera d'en réunir les bords par première intention, et la fracture sera traitée comme si elle était simple. « Mais, si la suppuration, dit M. Malgaigne, s'empare de l'article, l'ankylose est trop imminente pour laisser le bras dans l'extension ; il faut, comme pour les autres fractures compliquées du coude, le tenir dans la demi-flexion et l'immobilité. »

ARTICLE V.

FRACTURE DU COL DU RADIUS ET DE L'APOPHYSE CORONOÏDE DU CUBITUS.

Fracture du col du radius. — Elle est extrêmement rare ; A. Cooper [1] déclare qu'il n'en a jamais observé d'exemple.

Un mode d'exploration, ajoute cet auteur, qui permettrait de reconnaître cette fracture, consiste à fixer le condyle externe de l'humérus et à imprimer des mouvements de rotation au radius. Cette manœuvre déterminerait de la crépitation.

Le traitement serait le même que pour la fracture du condyle externe de l'humérus.

Fracture de l'apophyse coronoïde du cubitus. — Cette fracture est très-rare chez l'adulte, et je ne sache pas qu'elle ait été jamais observée chez l'enfant. A. Cooper a rencontré une fois cette fracture sur un homme, elle avait été produite par une chute sur la main ; l'olécrâne faisait en arrière une saillie considérable, saillie qui

[1] *Œuvres chirurgicales*, traduites par MM. Chassaignac et Richelot.

disparaissait aussitôt qu'on fléchissait le membre, pour reparaître dans l'extension.

A. Cooper a vu sur un cadavre l'apophyse coronoïde fracturée dans l'articulation et réunie par une substance ligamenteuse, qui la rendait mobile sur le cubitus, et permettait à cet os de glisser en arrière des condyles de l'humérus dans les mouvements d'extension.

Quant au traitement, ajoute A. Cooper, je doute qu'aucun procédé puisse réussir complétement, puisque l'apophyse coronoïde, comme la tête du fémur, a perdu les moyens suffisants pour une nutrition osseuse; néanmoins, afin que la substance ligamenteuse soit aussi courte que possible, il conviendrait de maintenir exactement l'avant-bras dans la flexion et dans le repos le plus parfait, pendant trois semaines après l'accident.

ARTICLE VI.

FRACTURES COMMINUTIVES ET FRACTURES COMPLIQUÉES DU COUDE.

Je réunis à dessein dans le même article les fractures comminutives et les fractures compliquées du coude; elles ont ceci de commun, qu'elles amènent les unes et les autres une ankylose du coude plus ou moins complète.

Ces fractures sont produites par une chute, par un choc violent porté sur le coude, par le passage d'une roue de voiture, etc.

Je range dans les fractures comminutives les fractures des deux condyles de l'humérus, décrites séparément par quelques auteurs ; c'est en effet une fracture comminutive avec trois fragments, puisque c'est la réunion d'une fracture sus-condylienne avec une fracture verticale séparant les deux condyles.

Les fractures comminutives se reconnaissent par la multiplicité des points où l'on perçoit la crépitation.

FRACTURES COMPLIQUÉES. — Les fractures du coude peuvent être et sont même très-souvent à la fois comminutives et compliquées. La complication peut être une plaie, une luxation, une blessure des vaisseaux ou des nerfs, et même ces différentes lésions réunies.

J'ai rapporté, à la page 147, l'histoire d'un enfant atteint de fracture de l'épicondyle avec luxation en arrière et paralysie du nerf radial.

Si la fracture est compliquée de plaie, et qu'il y ait plusieurs portions d'os isolées, il faut les enlever ; mais il est à remarquer que les esquilles primitives sont rares chez les enfants.

Ces fractures très-compliquées guérissent parfois avec une facilité surprenante chez les enfants ; il faudra donc ne proposer l'amputation que pour les cas où le délabrement est si considérable, que l'on est sûr de voir survenir la gangrène.

Dans tous les cas de fracture comminutive ou compliquée, le bras doit être placé dans la demi-flexion, car l'ankylose à un degré plus ou moins prononcé est la conséquence presque inévitable d'une pareille lésion. Des applications émollientes seront faites les premiers jours; la plaie sera pansée avec soin. Des attelles de carton ramollies dans l'eau seront employées pour immobiliser le coude et maintenir les parties en rapport. Dès que la fracture sera consolidée, il faudra plusieurs fois par jour étendre et fléchir le coude pour que le malade recouvre le plus de mouvements possible; il faudra aussi obliger les malades à se servir de leurs bras, leur faire soulever des objets de plus en plus lourds.

Pour donner une juste idée de la gravité des fractures compliquées du coude chez les enfants, je rapporte ici l'histoire d'une femme de 44 ans, qui, à l'âge de 16 ans, se fit une fracture de l'épitrochlée avec une luxation du coude, en tombant de cheval.

Marie L...., âgée de 44 ans, amène son enfant à la consultation de l'hôpital Sainte-Eugénie, le 9 novembre 1860.

Ayant remarqué que cette femme avait le coude gauche ankylosé, nous examinons cette articulation, et nous trouvons une luxation du coude en arrière, non réduite, et une ancienne fracture de l'épitrochlée. L'olécrâne est porté en arrière et se trouve plus élevé que les condyles de l'humérus, quoique l'avant-bras soit fléchi; la tête du radius est en arrière de l'épicondyle.

L'ankylose n'est pas complète, mais les mouvements

de flexion et d'extension sont très-limités ; l'avant-bras fait avec le bras un angle de 100 degrés dans la flexion et de 120 dans l'extension.

La pronation et la supination sont limitées, principalement la supination, mais la malade supplée à ces mouvements de l'articulation radio-cubitale supérieure en faisant exécuter un mouvement de rotation à l'articulation scapulo-humérale.

L'épitrochlée ne fait pas une saillie aussi prononcée qu'à l'état normal. En palpant le coude, on trouve cette apophyse un peu remontée et portée en avant ; on sent distinctement une saillie se détachant du corps de l'humérus et ayant au moins 4 centimètres de hauteur ; cette saillie est constituée par un fragment de l'humérus qu'il est facile de circonscrire ; sa forme est celle d'un coin, dont le sommet est dirigé en haut, et dont la base, qui comprend l'épitrochlée, répond à l'articulation du coude.

C'est bien certainement une fracture intra-articulaire.

Les muscles du bras et de l'avant-bras sont peu développés, comparés à ceux du côté sain.

Les lésions que nous venons de décrire viennent de ce que cette femme, aujourd'hui âgée de 44 ans, fit, à l'âge de 16 ans, une chute de cheval. Elle raconte que son coude s'est tuméfié énormément ; pendant trois mois elle eut un appareil, et durant ce temps on fit plusieurs fois des tractions sur l'avant-bras. La luxation avait-elle été d'abord méconnue, et les efforts de réduction ont-ils été faits à une époque trop éloignée du début de la maladie? les accidents de la fracture ont-ils rendu la réduction impossible? Il est difficile de répondre à ces questions, et je n'ose rien affirmer sur des renseignements donnés par la malade longtemps après l'accident. Ce qu'il y a de bien certain, c'est que cette femme a eu une fracture intra-articulaire de l'épitrochlée et une luxation du coude, probablement accompagnées d'une arthrite aiguë. Quoique la luxation n'ait pas été réduite, l'ankylose est incomplète.

Cette observation montre la gravité des fractures compliquées du coude; toutefois elle prouve que l'ankylose n'est pas toujours complète à la suite de ces fractures.

CHAPITRE VI

FRACTURES DE L'AVANT-BRAS

Nous allons décrire successivement : 1° les fractures simultanées des deux os de l'avant-bras, ou fractures de l'avant-bras ; 2° les fractures du cubitus ; 3° les fractures du corps du radius ; 4° les fractures de l'extrémité inférieure du radius ; et 5° enfin les fractures incomplètes de l'avant-bras.

ARTICLE PREMIER.

FRACTURES DES DEUX OS DE L'AVANT-BRAS

Ces fractures sont, chez les enfants, les plus fréquentes de toutes, comme le démontre le tableau placé au commencement de ce travail.

Sur 140 fractures que j'ai observées à l'hôpital Sainte-Eugénie dans le courant d'une seule année, il y avait 38 fractures de l'avant-bras.

Chez l'adulte, les fractures de l'extrémité inférieure du radius sont beaucoup plus fréquentes que les fractures des deux os de l'avant-bras ; c'est le contraire chez l'enfant. A cet âge, en effet, les fractures de l'extrémité inférieure du radius, sans être rares, ne sont pas fréquentes, tandis que les fractures de l'avant-bras sont, comme nous venons de le dire, les plus fréquentes de toutes.

Ces fractures sont infiniment plus fréquentes chez les garçons que chez les petites filles, quoique M. Malgaigne prétende que la proportion soit égale dans les deux sexes, de 2 à 15 ans.

Les fractures de l'avant-bras sont causées le plus souvent, chez les enfants, par une chute sur la paume de la main ou sur l'avant-bras; elles peuvent aussi être produites par un choc porté sur cette région, comme un coup de bâton, le passage d'une roue de voiture, etc.

La fracture de l'avant-bras se reconnaît aux mêmes signes que les autres fractures des os longs : déformation, mobilité anormale, crépitation, douleur, gêne dans les mouvements, etc.

Mais un caractère qui mérite toute notre attention, c'est la déformation ; elle consiste, le plus souvent, en une saillie angulaire.

Dans les cas si nombreux de fractures incomplètes, où la mobilité anormale et la crépitation font défaut, la déformation est le caractère le plus important ; elle est même le seul qui nous fasse reconnaître l'existence de la fracture.

D'ordinaire, les enfants tombent sur la paume de la

main ou sur la face antérieure de l'avant-bras, les deux os se fracturent ou se courbent à leur partie moyenne ou un peu au-dessous, rarement plus haut. De cette fracture résulte une courbe convexe en avant et concave en arrière; c'est là, en effet, la déformation la plus fréquente, mais il n'est pas rare de rencontrer la saillie, non pas en avant, mais en dedans ou en dehors, toujours avec la concavité du côté opposé.

La *fracture complète*, avons-nous dit, se reconnaît à la crépitation, à la mobilité anormale et à la déformation.

La déformation est variable. C'est tantôt une saillie angulaire, comme dans la fracture incomplète, tantôt une légère dépression sur le radius et le cubitus, au niveau de la fracture; d'autres fois la déformation tient au chevauchement ou au déplacement par rotation.

Il n'est pas rare de voir les fragments se porter vers l'espace interosseux, et le fragment supérieur du cubitus est le seul qui, à cause de son articulation avec l'humérus, ne puisse subir de déplacement. — Si la consolidation se faisait dans cette position vicieuse des fragments, les mouvements de pronation et de supination seraient gênés.

Toutefois ces déplacements sont beaucoup plus rares chez l'enfant que chez l'adulte, à cause de la résistance plus grande du périoste dans le jeune âge; souvent, en effet, le périoste n'est pas complétement déchiré dans les fractures des enfants, et s'oppose aux déplacements.

Ces fractures ne sont pas graves ; la consolidation exige en moyenne de 15 à 20 jours. — Il ne faut pas oublier que la gangrène se voit fréquemment à l'avant-bras, sous l'influence de la compression ; M. Marjolin l'a même observé dans un cas de fracture sans que l'on eût appliqué d'appareil ; dans ce cas la gangrène reconnaissait pour cause la contusion, l'attrition des parties molles.

Traitement. — Il faut d'abord procéder à la réduction des fragments. L'avant-bras étant fléchi à angle droit sur le bras, un aide embrasse le bras au-dessus du coude et fait la contre-extension, un autre aide fait l'extension en tirant sur la main, le chirurgien pratique la coaptation. La réduction est beaucoup plus facile chez l'enfant que chez l'adulte, à cause du peu d'épaisseur des parties molles et du peu de résistance des muscles dans l'enfance.

Après la réduction il faut appliquer un appareil pour la maintenir. — Quel appareil emploierons-nous ? Nous donnons la préférence à celui que nous avons vu mettre en usage par M. Marjolin et dont nous avons pu constater les bons effets.

Cet appareil consiste en une attelle en bois placée à la face antérieure de l'avant-bras, et s'étendant depuis l'extrémité des doigts jusqu'au coude ; cette attelle est séparée de la peau par une compresse et maintenue en place par une bande sèche.

J. L. Petit a conseillé avec raison de mettre des compresses épaisses dans l'intervalle des deux os pour empêcher les fragments de diminuer cet intervalle ; mais ce précepte s'applique surtout aux adultes. — Nous avons vu que chez les enfants le déplacement des fragments qui diminue l'espace interosseux s'observe rarement. Cependant si l'on craignait un rétrécissement de cet espace interosseux, et par suite une gêne des mouvements de pronation et de supination, on devrait appliquer deux attelles : l'une sur la face dorsale et l'autre sur la face antérieure de l'avant-bras, après avoir placé préalablement au niveau des espaces interosseux des compresses épaisses.

Il suffit d'examiner la conformation d'un avant-bras pour se convaincre que l'attelle antérieure s'applique beaucoup mieux et a beaucoup plus d'action que la postérieure ; c'est pourquoi dans les cas simples M. Marjolin n'applique que l'attelle antérieure.

L'enfant atteint d'une fracture de l'avant-bras doit rester au lit les premiers jours pour être moins exposé à déranger son appareil.

Le membre doit être placé dans une position intermédiaire à la pronation et à la supination. Si l'enfant se lève et se promène, il doit avoir le bras en écharpe et l'avant-bras doit reposer sur l'écharpe par sa face antérieure ; — s'il reposait par son bord interne, les fragments se porteraient en dedans et feraient de ce côté une saillie qui persisterait indéfiniment après la consolidation. — Ce déplacement se reproduit surtout lorsque la main repose seule par son bord interne sur l'écharpe, les fragments antérieurs éprouvant un mouvement de bascule qui porte en dedans leur extrémité fracturée. J'ai eu l'occasion de voir plusieurs fois cette difformité; il faut donc surveiller avec le plus grand soin les enfants atteints de cette fracture.

Il est bon d'enlever l'appareil tous les quatre ou cinq jours, pour s'assurer que les fragments sont bien en rapport, et, s'il y a un déplacement, pour y remédier immédiatement.

Il ne faut pas oublier que c'est à l'avant-bras que l'on a le plus souvent observé la gangrène causée par la compression des appareils, et que le sphacèle survient plus rapidement encore chez l'enfant que chez l'adulte, sous l'influence de la compression.

Nous sommes peu partisan du bandage inamovible pour cette variété de fracture, attendu que ce bandage, en nous empêchant de voir une région où l'on a si souvent observé des déformations ou la gangrène à la suite des fractures, ne nous permettrait pas de remédier à temps à ces accidents.

Je vais rapporter un certain nombre d'observations qui confirment ce que j'ai avancé dans cet article ; — elles prouvent que le temps nécessaire à la consolidation est en moyenne de quinze à vingt jours ; — toutefois il peut se rencontrer des cas où la consolidation est terminée le dixième jour, et d'autres où elle n'existe pas encore le vingt-cinquième.

Il est bien entendu que nous parlons des enfants d'une bonne constitution, car chez les rachitiques les fractures exigent souvent plusieurs mois pour se consolider.

OBSERVATION I. — *Fracture complète des deux os de l'avant-bras à la partie moyenne.*

Anselme C....., âgé de neuf ans, s'est fracturé l'avant-bras le 14 mai 1860. Cet enfant courait, lorsque son pied vint à rencontrer un obstacle ; il porta instinctivement la main en avant et tomba d'abord sur une porte, puis sur le carreau. — Fracture complète des deux os de l'avant-bras droit à la partie moyenne : crépitation, mobilité anormale, possibilité de fléchir l'avant-bras en tous sens au niveau de la fracture.

Application de l'appareil avec une attelle palmaire.

25 mai : encore de la mobilité anormale ; nous appliquons un bandage inamovible en stuc.

28 mai : les parents emmènent chez eux, malgré nous, leur enfant, qui conserve son appareil inamovible Quinze jours plus tard ils le ramènent à la consultation de l'hôpital ; nous enlevons l'appareil et nous trouvons la fracture consolidée. Mais il existe au niveau du cal un angle saillant en dedans ; le membre ayant diminué de volume, l'appareil inamovible est devenu

trop lâche, les fragments se sont déplacés et la consolidation s'est faite dans une position vicieuse.

Cette observation montre le danger de ne pas surveiller les membres sur lesquels on applique un appareil à fracture. — Dans ce cas, le résultat peu satisfaisant qui a été obtenu, vient de la faute des parents et non pas de celle du chirurgien.

OBSERVATION II. — *Fracture complète des deux os de l'avant-bras à la partie moyenne.*

Eugène H.... est tombé, le 23 août 1860, de la hauteur d'un premier étage sur le sol. — Fracture de l'avant-bras droit à la partie moyenne; on peut fléchir l'avant-bras en tout sens; crépitation manifeste. — Appareil avec deux attelles, l'une antérieure, l'autre postérieure; l'attelle antérieure s'étend jusqu'aux doigts, la postérieure ne dépasse pas le poignet; ces attelles sont séparées de la peau par des compresses pliées en plusieurs doubles.

18 septembre : consolidation.

Durée, 26 jours.

Le cal fait une saillie assez marquée à la partie interne; cette saillie paraît tenir à ce que souvent l'avant-bras reposait sur l'écharpe seulement par son bord interne; souvent même il n'y avait que le côté interne de la main qui reposât sur l'écharpe. Cette position, nous l'avons déjà dit, suffit pour faire basculer les fragments et porter en dedans leur extrémité fracturée.

OBSERVATION III. — *Fracture complète des deux os de l'avant-bras un peu au-dessus de la partie moyenne.*

Le 2 septembre 1860, Louis Z...., âgé de 7 ans, est tombé d'une brouette sur le pavé et s'est fracturé l'avant-bras au tiers supérieur. Crépitation et possibilité de fléchir en tout sens au niveau de la fracture, appareil avec attelle antérieure allant jusqu'aux doigts.

18 septembre : encore de la mobilité anormale. — 22 *id.* : consolidation complète ; cal très-peu saillant.

Durée, 20 jours.

OBSERVATION IV. — *Fracture complète des deux os de l'avant-bras droit au tiers inférieur.*

Jacques V...., âgé de 11 ans et demi, bien constitué, fut renversé sur le pavé par un homme ivre qui tomba sur lui.

Conduit à l'hôpital Sainte-Eugénie quelques heures après l'accident, le 1er octobre, nous trouvons une fracture complète des deux os de l'avant-bras au tiers inférieur. Mobilité anormale et crépitation ; il est facile de fléchir l'avant-bras en tout sens au niveau de la fracture. Le cubitus est fracturé un peu plus haut que le radius.

Appareil avec deux attelles, l'une antérieure, l'autre postérieure ; les attelles sont séparées de la peau par des compresses graduées ; l'attelle antérieure va jusqu'aux doigts, mais l'attelle postérieure ne dépasse pas le poignet.

15 octobre : pas de consolidation ; mobilité anormale et crépitation très-prononcée.

18 *id.* : encore beaucoup de mobilité anormale.

24 *id.* : encore de la mobilité anormale.

30 *id.* : consolidation complète.

Durée, 30 jours.

OBSERVATION V[1]. — *Fracture des deux os de l'avant-bras à son quart inférieur.*

Le 1er janvier est entrée, à l'hôpital des Enfants-Malades, salle Sainte-Thérèse, n° 21, la nommée Jolie, âgée de 12 ans. — La veille elle était tombée, en glissant, sur la paume de la main gauche. — A son entrée, peu de gonflement. Application de l'appareil ordinaire 15 heures après l'accident.

Le 2 janvier, la malade a médiocrement souffert ; l'appareil ne paraît pas trop serré ; les doigts ont leur coloration et leur température normales.

Le 4 janvier, l'appareil est relâché ; on le réapplique.

Le 14, on retire l'appareil, la consolidation paraît

[1] Les observations V, VI, ont été publiées en 1841, dans le journal la *Clinique des hôpitaux des enfants*, par M. le docteur Tavignot.

assez avancée ; cependant les mouvements volontaires de pronation et de supination sont encore impossibles. — L'appareil est replacé par précaution, et on renvoie la malade, qui revient une huitaine de jours après à la consultation. Il est établi alors que le cal est assez solide pour permettre le libre et entier exercice du membre. — Durée du séjour, 14 jours.

OBSERVATION VI. — *Fracture des deux os de l'avant-bras gauche.*

Nous admettons, le 13 mai 1841, au n° 18 de la salle Saint-Côme, à l'hôpital des Enfants-Malades, le nommé Triquemaux, âgé de 8 ans, de bonne constitution. — S'étant laissé tomber du haut d'une borne sur la paume de la main, il en résulta une fracture des deux os de l'avant-bras vers leurs tiers inférieurs ; le radius fut fracturé plus bas que le cubitus ; il y avait une légère tendance au déplacement en arrière des deux fragments inferieurs. Pas de trace de contusion.

Le 4, application de l'appareil ordinaire. Sorti le 30 mai, parfaitement guéri. — Durée du traitement, 17 jours.

OBSERVATION VII. — *Fracture simple de l'avant-bras. — Accidents de gangrène survenus huit à dix jours après l'application d'un appareil à fracture* [1].

Le jeune Budin, âgé de 14 ans, est le sujet de cette

[1] Observation publiée par M. le docteur Sinyau, dans la *Gazette médicale de Lyon*, numéro du 1er avril 1861, page 165.

observation; il est de bonne constitution et issu de parents sains. A la suite de l'application d'un appareil pour une fracture simple de l'avant-bras, la gangrène se déclare dans la main, envahit l'articulation huméro-cubitale dans les vingt-quatre heures, ne se limite point; malgré cette circonstance défavorable, l'amputation est pratiquée au tiers inférieur du bras. — Méthode circulaire, une seule ligature, celle de l'humérale, peu d'hémorrhagie, réunion immédiate par les bandelettes, suppuration du moignon, cautérisation des granulations exubérantes; cicatrisation au vingt-quatrième jour: moignon bien recouvert; pas d'accidents consécutifs.

Ce jeune homme, qui est actuellement âgé de vingt-huit ans, facteur rural, est d'une santé à toute épreuve.

ARTICLE II.

FRACTURES DU CUBITUS.

Les fractures du cubitus sont rares chez les enfants. Nous avons déjà décrit, à propos des fractures du coude, celles de l'olécrâne, sur lesquelles nous ne reviendrons pas.

Les fractures du corps du cubitus sans fracture du radius sont excessivement rares dans l'enfance; c'est presque toujours, en effet, l'avant-bras qui est fracturé dans une chute, et non pas le cubitus isolément. Cette fracture peut être produite par une cause directe, par un coup de bâton, par exemple.

Le fragment inférieur, suivant la direction de la violence extérieure, peut être porté en dehors, en avant ou en arrière. Le fragment supérieur, à cause de son articulation avec l'humérus, ne subit pas de déplacement.

Le traitement est celui de la fracture de l'avant-bras.

Après avoir opéré la réduction, le chirurgien applique à la face antérieure de l'avant-bras une attelle en bois séparée de la peau par une compresse, et maintenue en place par une bande roulée sèche.

On surveille cet appareil avec autant de soin que s'il était appliqué pour une fracture de l'avant-bras, afin de prévenir les déformations ou la gangrène.

Tel est l'appareil que nous avons vu employer avec succès par M. Marjolin.

ARTICLE III.

FRACTURES DU RADIUS.

Les fractures du corps du radius sans fractures du cubitus sont extrêmement rares chez les enfants.

Elles se reconnaissent à la déformation, à la mobilité anormale, à la crépitation, à la douleur en un point circonscrit, et à la gêne des mouvements.

Les deux fragments du radius peuvent être portés par la violence extérieure en avant ou en arrière ; ils peuvent également être portés en dedans et diminuer l'espace interosseux. Si la consolidation se faisait dans cette position, les mouvements de pronation et de supination seraient ensuite limités pour toujours. Il faut donc dans ce cas, comme dans celui de la fracture de l'avant-bras, placer des compresses au niveau de l'espace interosseux, appliquer des attelles par-dessus ces compresses et maintenir le tout avec une bande ordinaire.

Si les fragments n'avaient pas subi de déplacements, on pourrait, comme dans les cas simples de fractures de l'avant-bras ou du cubitus, appliquer à la face antérieur de l'avant-bras une attelle en bois s'étendant depuis le coude jusqu'à l'extrémité des doigts, séparée de la peau par une compresse et maintenue en place par une bande sèche.

Cet appareil devrait être surveillé avec le plus grand soin et levé tous les 4 ou 5 jours pour prévenir la gangrène ou la déformation du membre.

OBSERVATION. — *Fracture du radius au tiers supérieur.*

Eugène C...., âgé de 13 ans, se présente le 15 mars 1860, à la consultation de l'hôpital Sainte-Eugénie, avec le bras en écharpe. Huit jours auparavant, il est tombé de sa hauteur sur le pavé et depuis ce moment il souffre de l'avant-bras. M. Marjolin, après l'avoir examiné avec le plus grand soin, reconnaît une fracture du radius au tiers supérieur ; le fragment supérieur est un peu porté en arrière et en dehors ; la mobilité anormale et la crépitation sont faciles à percevoir. Le cubitus n'est point fracturé.

Application d'un appareil avec deux attelles, l'une palmaire, l'autre dorsale.

6 avril : consolidation.

ARTICLE IV.

FRACTURES DE L'EXTRÉMITÉ INFÉRIEURE DU RADIUS.

Les fractures de l'extrémité inférieure du radius sont infiniment moins fréquentes chez l'enfant que chez l'adulte.

Quelquefois cependant on observe chez les enfants, à la suite d'une chute sur la paume de la main, une fracture de l'extrémité inférieure du radius, mais c'est presque toujours chez des enfants de 13 ou 14 ans et rarement avant l'âge de 10 ans.

Une chute sur la paume de la main produit ordinairement chez l'enfant une fracture de l'avant-bras et non pas une fracture de l'extrémité inférieure du radius, comme chez l'adulte. A quoi tient cette différence? Probablement à une différence dans la texture et la composition intime des os.

A quel signe reconnaîtrons-nous cette fracture? C'est principalement à la déformation et à la douleur en un point circonscrit à 12 ou 15 millimètres au-dessus de l'articulation du poignet.

La crépitation, qui est d'une si grande utilité dans le diagnostic des fractures, fait presque toujours défaut dans celle-ci. La mobilité contre nature se perçoit plus facilement que la crépitation, cependant on ne la constate pas dans tous les cas.

La déformation, désignée par M. Velpeau d'abord, ensuite par la plupart des auteurs sous le nom de *déformation en talon de fourchette*, consiste en une saillie sur la face dorsale de l'avant-bras, saillie commençant à un ou deux centimètres au-dessus de l'articulation du poignet.

L'extrémité inférieure de l'avant-bras n'a pas une forme aplatie comme à l'état normal, mais est arrondie, ce qui dépend de l'engorgement des parties molles et aussi de l accroissement du diamètre antério-postérieur causé par le déplacement du fragment inférieur qui est porté en arrière.

La déformation caractéristique, en talon de fourchette, dont nous venons de parler, reconnaît pour cause le déplacement du fragment inférieur.

Ce fragment inférieur est porté en arrière et le fragment supérieur s'enfonce dans le fragment inférieur; de cette disposition il résulte que l'extrémité carpienne du radius coiffe en quelque sorte le fragment supérieur et le déborde en arrière. — C'est la pénétration des fragments qui empêche de percevoir la crépitation.

Cette fracture est ordinairement transversale, comme l'a démontré M. Voillemier.

Chez l'adulte elle est souvent accompagnée de la fracture de l'apophyse styloïde du cubitus et de la déchirure du ligament triangulaire.

En même temps que le fragment inférieur du radius s'incline en arrière, il remonte ; et ce déplacement est cause que la surface articulaire du poignet formée par l'extrémité inférieure du radius et celle du cubitus, au lieu d'être oblique de dehors en dedans et de bas en haut, devient transversale et même oblique de dehors en dedans et de *haut en bas*. De là vient que le poignet et la main sont portés en dehors. C'est ce renversement de la main en dehors qui a tant frappé Dupuytren, et pour lequel il a imaginé son attelle *cubitale*.

C'est là le déplacement le plus ordinaire ; toutefois on peut en observer d'autres, le fragment inférieur peut être porté en avant et non pas en arrière ; il peut être brisé en plusieurs éclats. La fracture, au lieu d'être transversale peut être oblique d'avant en arrière ou d'arrière en avant.

L'espace interosseux n'est jamais rétréci par le déplacement du fragment inférieur, attendu que la fracture siégeant très-bas, l'espace interosseux n'existe pas à ce niveau.

Le déplacement le plus ordinaire, comme nous l'avons déjà dit, est celui qui consiste dans la projection en arrière du fragment inférieur, projection qui est la cause de la déformation caractéristique de cette fracture.

Le pronostic n'est point grave ; la consolidation se fait d'ordinaire en une quinzaine de jours, chez les enfants.

Traitement. — Un grand nombre d'appareils ont été imaginés pour traiter cette fracture ; nous donnons la préférence à celui de M. Nélaton. Voici la description qu'en donne cet auteur [1] : « J'applique sur la face dorsale du carpe et sur le fragment inférieur du radius deux ou trois compresses graduées, placées transversalement. D'autres compresses graduées sont appliquées à la face palmaire de l'avant-bras, parallèlement à l'axe du membre ; ces compresses sont repliées à leur extrémité inférieure de manière à représenter un bord assez épais qui doit être placé à un centimètre environ au-dessus de la saillie transversale que forme le fragment supérieur. Les compresses ainsi disposées, je place deux attelles que je fixe à l'aide d'une bande roulée. Il est facile de comprendre que les choses ainsi disposées, l'attelle dorsale ne touche l'avant-bras que supérieurement; en bas elle appuie sur les compresses graduées qui recouvrent le fragment inférieur, et immédiatement au-dessus de ces compresses il existe un vide. Quant à l'at-

[1] *Éléments de pathologie chirurgicale*, tome I, page 747.

telle palmaire, elle repose sur les compresses graduées qui recouvrent l'espace interosseux ; mais comme ces compresses ne descendent pas jusqu'à la main, il existe encore un vide entre cette attelle et l'extrémité inférieure de l'avant-bras. L'action de cet appareil est des plus faciles à comprendre ; les deux attelles, en se rapprochant par le fait de la constriction que la bande roulée exerce sur elles, doivent tendre à pousser les deux fragments en sens inverse, en les refoulant vers l'espace vide laissé entre la surface du membre et les attelles. »

Lorsque le déplacement des fragments est très-prononcé, et que la main est fortement renversée en dehors, M. Nélaton ajoute à cet appareil l'*attelle cubitale* de Dupuytren.

Cette attelle est une lame de fer recourbée sur le plat, à une de ses extrémités. Dupuytren fixait la partie droite de cette attelle le long du bord interne de l'avant-bras, et à l'aide de quelques tours de bande qui embrassaient en même temps la partie recourbée de l'attelle et la main, il renversait celle-ci vers son bord cubital.

Pour remédier au renversement de la main en dehors, Marjolin père et Blandin se servaient, à l'hôpital Beaujon, d'une attelle en bois recourbée, non pas suivant ces faces, mais suivant ces bords ; cette attelle s'appliquait à la face antérieure de l'avant-bras et s'étendait depuis le coude jusqu'aux doigts, la courbure de l'attelle répondait au poignet. J'ai vu M. René Marjolin employer cet appareil avec succès, à l'hôpital Sainte-Eugénie; il est toujours utile de placer une attelle sur la face dorsale de l'avant-bras et des compresses pliées en plusieurs doubles au niveau du fragment inférieur pour repousser en avant ce fragment.

Nous savons avec quelle facilité la compression amène la gangrène chez les enfants, il faut donc surveiller ces appareils avec le plus grand soin.

Aussitôt après la consolidation, le chirurgien doit faire exécuter au poignet des mouvements de flexion et d'extension pour prévenir la roideur articulaire.

OBSERVATION I.

Le nommé Gauthier Paul, âgé de 12 ans, est entré à l'hôpital Sainte-Eugénie le 16 février 1859, pour une fracture de l'extrémité inférieure du radius gauche; fracture causée par une chute sur la paume de la main. — L'accident était arrivé le 16 février, le 5 mars la consolidation était terminée.

OBSERVATION II.

Le 19 décembre 1859 est entré à l'hôpital Sainte-Eugénie le nommé Bouvard Félix, âgé de 12 ans. Le 18 décembre, en tombant de sa hauteur sur le pavé, il s'est fait une fracture à l'extrémité inférieure du radius, déformation caractéristique. — Appareil avec attelle palmaire, courbée suivant ses bords. — 31 décembre, consolidation. — Pas de déformation appréciable.

OBSERVATION III.

Liaud Émile, âgé de 13 ans, s'est fracturé l'extrémité inférieure du radius droit en tombant sur la paume de la main. — Appareil de M. Marjolin. — La fracture avait été produite le 15 décembre; le 5 janvier elle était consolidée, sans aucune déformation du membre.

ARTICLE V.

FRACTURES INCOMPLÈTES DE L'AVANT-BRAS.

Les fractures incomplètes sont fréquentes chez les enfants. M. le docteur Thore, dans un mémoire très-bien fait, publié dans les *Archives de Médecine* de 1844, a démontré d'une manière irrécusable l'existence de la courbure accidentelle et de la fracture incomplète des os longs chez les enfants; il a même prouvé qu'elles étaient fréquentes dans le jeune âge. C'est principalement à l'avant-bras que les fractures incomplètes et les courbures des os ont été observées; cependant on peut les rencontrer dans d'autres régions, particulièrement à la jambe.

Bien avant le travail de M. Thore, M. Thierry avait rapporté, dans sa thèse inaugurale (1804), plusieurs cas de courbures accidentelles chez les enfants.

Ce que j'ai vu à l'hôpital Sainte-Eugénie me porte à

croire que les fractures incomplètes à l'avant-bras sont aussi fréquentes dans l'enfance que les fractures complètes.

Comme nous l'avons déjà dit, la déformation est le caractère qui nous fait reconnaître la fracture incomplète. — Cette déformation consiste en une saillie sur un des côtés de l'avant-bras, le plus ordinairement en avant, avec une concavité du côté opposé.

Dans les cas de fractures incomplètes on ne perçoit pas de crépitation, mais un craquement au moment où l'on redresse les os fracturés ; ce craquement tient à ce que la fracture se complète.

Dans les cas de simples courbures, en redressant l'os on ne perçoit pas de craquement ni de crépitation.

Le plus ordinairement les fractures incomplètes ou les simples courbures siégent sur les deux os, mais elles peuvent n'occuper qu'un seul os, soit le radius, soit le cubitus ; dans ce dernier cas, l'os fracturé incomplétement ou simplement courbé présente seul la déformation que nous avons indiquée plus haut.

Le peu de mobilité contre nature qu'il soit donné de percevoir est la possibilité d'exagérer un peu la courbure anormale.

Le traitement des fractures incomplètes et des simples courbures à l'avant-bras est le même que celui des fractures complètes.

OBSERVATION I. — *Fracture incomplète des deux os de l'avant-bras gauche au tiers inférieur.*

Alexis C....., âgé de six ans, s'est fracturé l'avant-bras gauche, le 14 janvier 1860, en tombant de sa hauteur sur le pavé. C'est la paume de la main qui aurait porté dans la chute, au dire de l'enfant.

L'avant-bras présente au niveau de son tiers inférieur une courbure à concavité postérieure; il est possible d'exagérer un peu cette courbure, seule mobilité anormale qu'il soit donné de percevoir chez ce malade; — pas de crépitation. La déformation fait diagnostiquer une fracture.

Pour opérer la réduction, l'avant-bras étant fléchi à angle droit, un aide tire sur le bras, tandis que le chirurgien exerce des tractions sur la main; il se produit alors un craquement au niveau de la fracture, et le membre revient à sa rectitude normale; ce craquement est probablement dû à ce que la fracture se complète.

Application à la face antérieure de l'avant-bras d'une attelle en bois allant jusqu'à la paume de la main; l'attelle est séparée de la peau par une compresse pliée en plusieurs doubles.

26 janvier : consolidation.

Durée : 12 jours.

OBSERVATION II. — *Fracture incomplète des deux os de l'avant-bras gauche au tiers inférieur.*

Louis M....., âgé de neuf ans et demi, se fracture

l'avant-bras gauche, le 22 juin 1860, en tombant dans un escalier. — La fracture siége au tiers inférieur; la déformation est très-prononcée et consiste en une saillie angulaire en avant et une concavité postérieure. — Pas de crépitation. — Un peu de mobilité qui permet d'exagérer la courbure anormale. La déformation permet de diagnostiquer une fracture. — Au moment de la réduction, il se produit un craquement dû probablement à ce que la fracture se complète.

Application d'un appareil avec une attelle antérieure.

12 juillet : consolidation.

Durée : 20 jours.

OBSERVATION III. — *Fracture incomplète des deux os de l'avant-bras au quart inférieur.*

Ernest M...., âgé de 11 ans, s'est fracturé l'avant-bras droit, le 10 juillet 1860, en tombant de sa hauteur sur le pavé. Au niveau du quart inférieur de l'avant-bras est une courbure très-prononcée à concavité postérieure. Cette déformation suffit pour faire diagnostiquer une fracture incomplète des deux os de l'avant-bras. Au moment de la réduction un craquement très-prononcé se fait entendre.

Application d'un appareil avec une attelle antérieure.

16 juillet : pas de consolidation.

20 *id.* : encore beaucoup de mobilité anormale.

29 juillet : consolidation complète. Cal très-peu saillant.

Durée : 19 jours.

OBSERVATION IV. — *Fracture incomplète des deux os de l'avant-bras à la partie moyenne.*

Louis S...., âgé de dix ans, est entré, le 27 septembre 1860, pour une fracture qu'il s'est faite ce jour-là même en tombant de sa hauteur sur le parquet.

Les fragments font une saillie considérable en avant. La réduction est accompagnée d'un craquement qui indique que la fracture se complète.

Appareil avec une attelle antérieure.

6 octobre : le cubitus est consolidé, le radius présente encore de la mobilité anormale.

11 *id.* : même état que le 6.

18 *id.* : consolidation complète. Le cal du radius est un peu plus saillant que celui du cubitus.

Durée, 21 jours.

OBSERVATION V. — *Fracture incomplète des deux os de l'avant-bras au tiers inférieur.*

Frédéric M...., âgé de 11 ans, s'est fracturé l'avant-bras gauche au tiers inférieur en tombant de la hauteur d'un mètre sur des planches.

Les fragments forment un angle saillant en avant ; on perçoit un craquement assez fort au moment de la réduction.

L'accident était arrivé le 8 septembre 1860 ; un

appareil avec attelle antérieure fut appliqué après la réduction.

24 septembre : consolidation complète. Le cal du radius était très-saillant, celui du cubitus l'était beaucoup moins.

Durée : 16 jours.

OBSERVATION VI. — *Fracture incomplète des deux os de l'avant-bras au dessous de la partie moyenne. — Fracture du cal.*

Émile L...., âgé de 8 ans, tombe de sa hauteur sur le pavé le 20 septembre et se fracture l'avant-bras un peu au-dessous de la partie moyenne : angle saillant en avant, craquement au moment de la réduction.

Appareil avec attelle à la face antérieure de l'avant-bras ; l'attelle va jusqu'aux doigts.

6 octobre : plus de mobilité anormale, consolidation.

Durée: 16 jours.

8 octobre : cet enfant tombe sur le parquet et se fracture de nouveau l'avant-bras au niveau du cal : angle saillant en avant ; craquement au moment de la réduction.

25 octobre : consolidation de la fracture du cal.

OBSERVATION VII. — *Fracture incomplète de l'avant-bras au quart supérieur. — Fracture du cal.*

Pierre B....., âgé de quatre ans et demi, s'est fracturé l'avant-bras le 16 octobre 1860, en tombant dans un escalier : déformation considérable ; les fragments font en avant une saillie angulaire très-prononcée ; pas de crépitation, mais un craquement très-fort au moment de la réduction. — Appareil avec attelle à la face antérieure de l'avant-bras.

1er novembre : consolidation complète ; saillie en dedans au niveau du cal, tenant à ce que l'avant-bras reposait sur l'écharpe seulement par son bord interne. Le 20 novembre suivant, en courant, il tombe sur le pavé et se fracture l'avant-bras précisément au niveau du cal. Il existe en ce point une déformation avec saillie en avant ; pas de crépitation ; mais, au moment de la réduction, il se fait entendre un craquement qui indique que la fracture se complète. — Appareil avec attelle à la face antérieure de l'avant-bras.

4 décembre : consolidation.

Je vais maintenant citer plusieurs observations de courbures accidentelles ou de fractures incomplètes empruntées à différents auteurs.

La plus ancienne de ces observations appartient à M. Martin, chirurgien de l'hôpital Saint-André, de Bordeaux ; elle est consignée dans le *Journal de médecine*, 1767, tome XXVI, p. 274.

OBSERVATION I.

Lucas, enfant âgé de neuf ans, du faubourg Saint-Séverin de cette ville, est entré à l'hôpital le 21 août dernier, ayant les deux os de l'avant-bras voûtés en devant dans leur partie moyenne. Cet accident lui arriva en s'exerçant à faire une espèce de cabriole où, les pieds élevés en l'air, tout le corps se trouve soutenu par les mains appliquées contre terre. Sans doute que, dans ce cas-ci, notre enfant, pour mieux montrer son habileté, ne voulut point se servir de ses doigts, et que l'extrémité inférieure du radius et celle du cubitus ayant eu à supporter presque tout le poids du corps, ils se sont voûtés à cause de leur flexibilité, en devant et dans leur partie moyenne. Ils furent redressés avec assez de facilité et moyennant des attelles appliquées et soutenues comme pour la fracture de ces os dans ce lieu. Le malade fut parfaitement guéri le 30 dudit mois.

OBSERVATION II.

Le 30 juin 1771, la fille de M. Papillon, marchand épicier à Paris, âgée de cinq ans environ, en venant de Bonneville à la Ferté-Milon, sur un âne, se laissa tomber dans les sables. L'avant-bras gauche se trouva tout à fait courbé dans sa partie moyenne, de sorte qu'au premier aspect je le crus fracturé; mais, en l'examinant attentivement, je ne remarquai aucune crépitation. Il existait déjà du gonflement. J'appuyai assez fort, et dans des sens différents, sur la saillie formée par la courbure de l'avant-bras; l'enfant assura ne rien sentir qui la piquât, quoique d'ailleurs les douleurs fussent considérables. Je conclus dès lors qu'il n'y avait réellement qu'une courbure sans fracture, les os ayant fléchi sous le poids du corps à l'instant de la chute, à raison de leur souplesse. Je fis faire néanmoins une extension médiocre pour leur rendre leur rectitude, et appliquai un bandage de fracture pour empêcher des os aussi spongieux de se courber de nouveau au moindre effort. Je levai cet appareil le 1er juillet. Je le levai pour la seconde fois le 5, et, les choses me paraissant alors en bon état, je substituai aux attelles deux pièces de carton avec le reste du bandage ordinaire. Cette enfant partit le 7 pour Paris. J'ai su qu'elle y était arrivée heureusement; j'avais recommandé, avant son départ, de lui laisser le bandage pendant un mois. (Journal de Boyer, Corvisart, etc., etc.; juillet 1810 ; t. XX, p. 278.)

M. Thierry, dans sa thèse (1804) rapporte les deux faits suivants.

OBSERVATION III.

Un enfant de dix ans tomba de cheval, et éprouva une vive douleur au bras droit; l'avant-bras était dans un état moyen entre la pronation et la supination, et présentait une concavité fort grande à sa partie postérieure : l'antérieure était saillante à proportion, de façon que cette saillie formait un quart de cercle. Il n'y avait ni mobilité, ni crépitation; le malade exécutait les mouvements de flexion et d'extension : il pouvait porter la main à sa tête; les premières phalanges étaient étendues; les deuxième et troisième phalanges fléchies. M. Thierry fit faire des extensions et contre-extensions plus fortes que pour une fracture, et comprima un peu avec les paumes des mains la partie saillante, jusqu'à l'entière disparition de la difformité. Il appliqua le bandage des fractures simples de l'avant-bras; la maladie fut guérie au bout de douze jours, sans difformité, ni gonflement des os.

OBSERVATION IV.

Un enfant de 7 ans tomba de dessus une chaise posée sur une table; l'avant-bras droit supporta tout le poids du corps. Il éprouva les mêmes accidents que le précédent; il fut traité de la même manière, et guérit au bout de huit jours.

Wilson a observé, chez un enfant de 3 ans, tombé de 8 pieds de hauteur, une fracture incomplète des os de l'avant-bras. Cet enfant s'était fracturé le crâne et succomba presque aussitôt. Il fit son autopsie douze heures après l'accident, et remarqua que les fibres des deux os n'étaient pas entièrement divisées. Le tube osseux était en quelque sorte écrasé. (*On the bones and joints*; 1820, p. 199.)

M. Mondière a publié dans le journal l'*Expérience* (1837, p. 225) l'observation suivante.

OBSERVATION V.

Il fut appelé par un riche propriétaire, pour voir son fils, qu'on croyait avoir l'avant-bras fracturé. Il se rendit auprès du malade deux heures après l'accident, et apprit que l'enfant avait la paume de la main appuyée sur le jambage d'une porte, lorsque le vent, qui était violent, poussa celle-ci, qui vint heurter le coude avec une grande force, de manière que l'avant-bras, pressé par ses deux extrémités, se déforma. Au moment même de l'accident, la douleur fut peu vive; mais bientôt, le blessé s'étant plaint et ses parents examinant le membre, le trouvèrent raccourci et déformé, et ils crurent à l'existence d'une fracture.

L'enfant avait 10 ans, et était d'un tempérament lymphatico-sanguin. L'avant-bras avait conservé son diamètre latéral; il était courbé sur sa face antérieure à son tiers inférieur, d'où résultait un raccourcissement de 5 à 6 lignes. En arrière, il y avait une saillie arrondie sans la moindre inégalité. Il fut impossible, après des efforts assez puissants, de déterminer la crépitation. Il admit l'existence d'une courbure. Après avoir placé les deux pouces sur la partie saillante et les autres doigts en avant, il agit avec douceur, et, sans secousse, sans effort, sans produire de la crépitation, il rendit au membre sa conformation naturelle. Deux palettes de bois mince furent appliquées aux faces antérieure et postérieure de l'avant-bras et maintenues par un bandage peu serré : il fut enlevé par les parents le quatrième jour. Aucun accident n'est survenu depuis.

M. le docteur Thore, dans le Mémoire dont nous

avons déjà parlé, consigne les observations de trois malades traités par son père. Ces trois cas sont des plus intéressants.

OBSERVATION VI.

R....., jeune garçon âgé de huit ans, d'un tempérament assez vigoureux, brun et bien constitué, jouait sur un tas de paille élevé à sept pieds de hauteur et formant un plan incliné assez roide. Poursuivi par ses camarades, il fit un faux pas, roula avec rapidité, entraîné par la pente, et tomba sur un trou étroit et assez profond, de manière que son bras, placé en travers, soutint tout le poids du corps qui était poussé avec violence. Il éprouvait une douleur vive; son avant-bras était manifestement déformé, et ses parents, le croyant fracturé, s'empressèrent d'appeler mon père, qui vit le malade peu de temps après l'accident. L'avant-bras droit était courbé un peu au-dessous de la partie moyenne et présentait une forte concavité antérieure; en arrière, on sentait une saillie arrondie sans la moindre inégalité; il fut impossible de constater de la crépitation. Des efforts faits avec lenteur et modération permirent de rendre, au bout de quelques instants, au membre sa rectitude naturelle. Cependant, par précaution, il appliqua l'appareil ordinaire de la fracture de l'avant-bras, et le maintint pendant trois semaines environ. Au bout de ce temps, il reconnut que l'avant-bras était parfaitement droit, n'offrant aucune espèce de saillie, rien qui indiquât la formation d'un cal, aucun indice de la courbure qui avait eu lieu. Deux mois après, cet enfant fut renversé par un chien qui se jeta sur lui et le fit tomber en avant sur la paume de la main droite, de manière que celle-ci supporta tout le poids du corps. Il se forma une nouvelle courbure. Je vis alors l'enfant avec mon père, et nous pûmes constater, comme la première fois, une courbure antérieure très-prononcée, une saillie postérieure, l'absence de toute mobilité, de toute crépitation. Il n'y avait aucun gonflement, et il était facile de bien constater l'état des os. La réduction ne fut pas très-longue ni très-difficile: seulement, cette fois encore, l'appareil, composé de deux attelles, de compresses et d'un bandage roulé, fut appliqué pour prévenir un nouvel accident, et fut laissé pendant un mois. Depuis lors, j'ai eu occasion d'examiner l'avant-bras de cet enfant, et j'ai pu noter qu'il n'y avait aucune saillie et aucune déformation. Le membre avait conservé une rectitude parfaite; depuis lors, il a fait plusieurs chutes qui n'ont déterminé aucun accident.

OBSERVATION VII.

Au commencement de l'année 1845, on nous amena une petite fille âgée de six ans et demi, ayant la peau blanche et fine, les cheveux blonds, et offrant la plupart des caractères d'un tempérament lymphatique. Elle venait de faire une chute dans un escalier, et son bras droit s'était trouvé pris sous son corps, lorsque sa mère, attirée par des cris, vint la relever. Un espace de temps déjà assez considérable s'était écoulé depuis l'accident, et il existait déjà, dans presque toute l'étendue de l'avant-bras, beaucoup de tuméfaction. Les téguments étaient fortement tendus ; la douleur était vive, et la moindre pression l'exaspérait Nous crûmes avoir affaire à une fracture; mais notre examen, fait à plusieurs reprises et avec grand soin, ne put nous permettre de constater la moindre mobilité et la moindre crépitation. L'avant-bras offrait, en avant, une concavité assez prononcée, quoique moins forte que dans l'observation précédente ; elle était plus marquée vers le tiers supérieur de l'avant-bras, tandis que le tiers inférieur avait conservé sa forme normale; saillie notable à la face postérieure et au côté interne du membre. Il ne fut pas possible de constater, dans ce point, la moindre inégalité. Des efforts faits avec beaucoup de ménagement rendirent au membre un peu de sa rectitude, mais on ne put parvenir à lui faire reprendre entièrement sa forme naturelle. En raison de la tuméfaction, déjà considérable, et de la douleur que l'enfant paraissait éprouver, mon père se contenta de prescrire l'application de quelques cataplasmes émollients, recommandant à la mère de ramener la petite malade au bout de quelques jours, afin de lui appliquer un appareil qui pût achever le redressement des os courbés. L'enfant ne fut point ramené. Tout récemment, et ayant à cœur de compléter cette observation, je parvins à retrouver ses parents, qui me dirent que, ne voyant plus souffrir leur petite fille, et remarquant qu'elle se servait de son bras comme auparavant, ils n'avaient point jugé à propos de nous la représenter de nouveau. Je l'examinai alors attentivement, et je reconnus qu'il restait une courbure, très-légère à la vue, il est vrai, mais encore assez marquée lorsqu'on examinait le membre avec soin. De plus, il y avait, au-dessus du tiers moyen du cubitus, et surtout vers la partie interne, une saillie arrondie et évidemment produite par un cal peu volumineux, qui s'étendait vers l'espace interosseux. Le radius, dans le même point, avait conservé sa forme et son volume ordinaires; les mouvements de pronation et de supination se faisaient avec régularité. Cinq mois environ s'étaient écoulés depuis l'accident, et je ne crus pas convenable d'essayer de faire disparaître la très-légère difformité que le membre avait conservée.

M. Thore regarde l'observation qui précède comme un exemple de courbure accidentelle et de fracture incomplète réunies sur le même avant-bras. — « En effet, dit-il, il existait une courbure évidente du radius, tandis que le cubitus avait cédé dans un point de son étendue, et que quelques fibres, sans doute de la partie postérieure, avaient éprouvé une solution de continuité. »

OBSERVATION VIII.

Un jeune garçon, âgé de 3 ans, cheveux blonds,

peau blanche, paraissant d'une bonne constitution, n'offrant aucun indice d'affection scrofuleuse, et n'ayant jamais eu de maladies, jouait sur une de ces petites chaises basses dans lesquelles on a l'habitude d'enfermer les jeunes enfants. Dans un brusque mouvement qu'il fit, il tomba l'avant-bras gauche engagé sous la barre transversale qui réunit les deux bras de la chaise, de telle sorte que la face palmaire regardait en bas, et que la main venait appuyer sur le sol.. L'enfant fut aussitôt relevé, et un médecin, immédiatement appelé, s'empressa d'appliquer un appareil comme pour une fracture d'avant-bras. Cependant il parut exprimer des doutes sur l'existence d'une fracture, dont il ne put constater les signes d'une manière certaine. La douleur que détermina l'application de l'appareil fut tellement vive, qu'il fallut l'enlever presque aussitôt. Mon père, appelé sur ces entrefaites, constata, sans la moindre incertitude, l'absence de tous les signes d'une fracture de l'un des deux os de l'avant-bras, mais il reconnut que le radius avait une courbure très-considérable dont la concavité regardait en arrière, et qui faisait en avant une saillie très-prononcée; cette courbure était d'ailleurs parfaitement régulière, et occupait les deux tiers inférieurs de l'os, sans qu'on pût reconnaitre un point plus déprimé que les autres, et ce pli à angle plus ou moins aigu que l'on trouve quelquefois. La douleur était très-intense, et un gonflement considérable commençait à se manifester;

il prescrivit l'emploi de cataplasmes émollients, en insistant sur la nécessité d'employer plus tard un appareil destiné à faire disparaître la courbure de l'os. Au bout de quinze jours, la tuméfaction avait disparu, l'enfant n'éprouvait aucune souffrance, il se servait de son membre, dont la courbure était déjà beaucoup diminuée, et qui n'offrait point à l'extérieur de déformation bien appréciable. Aussi les parents ne voulurent pas consentir à ce que l'on tentât quelques efforts pour redresser la courbure du radius.

J'étais vivement intéressé à examiner ce petit malade, et je notai l'état du membre dix mois environ après l'accident. L'avant-bras gauche, examiné et comparé à l'autre, n'offrait pas de déformation appréciable; mais, si l'on applique le doigt sur la partie antérieure du radius, on trouve qu'il fait, dans le tiers inférieur du membre, une saillie encore très-marquée. C'est une courbure tout à fait régulière, dont la concavité est directement tournée en arrière; la convexité qu'on sent facilement dans toute son étendue, sous la peau, n'offrait en aucun point la moindre inégalité, la moindre trace de cal; rien, en un mot, qui indiquât que l'incurvation ait été accompagnée d'une solution de continuité plus ou moins considérable de quelques fibres osseuses. Le cubitus a conservé sa forme normale; la courbure avait considérablement diminué; aussi, en raison de l'époque éloignée de l'accident, avons-nous abandonné les choses à la nature, et n'avons-nous point cru devoir employer des moyens destinés à faire disparaître cette déformation.

Les nombreuses observations que je viens de rapporter démontrent d'une manière irrécusable l'existence de la courbure accidentelle et celle de la fracture incomplète des os de l'avant-bras.

Les expériences sur les animaux vivants et sur le cadavre démontrent également l'existence de ces deux lésions.

Ainsi Duhamel dit, dans son *second Mémoire sur la réunion des fractures*, p. 229 (*Mémoires de l'Académie des sciences*, 1741) :

« Je pris un agneau âgé de un mois ou six semaines ; je voulus lui casser une jambe, mais elle pliait ; et quoique j'eusse la précaution de la faire porter à faux sur l'angle un peu obtus d'un morceau de bois, je fus obligé de la forcer en différents sens pour parvenir à la rompre ; elle rompit enfin... »

Haller, à propos d'une expérience faite sur deux canetons, dit : « L'humérus n'était pas tout à fait cassé ; quelques fibres encore flexibles avaient prêté, et les deux bouts ne s'étaient pas quittés. Ils n'étaient que courbés, gonflés et d'un beau rouge. L'os lui-même était convexe à sa face antérieure et concave à sa face postérieure. »

Dans le même mémoire, il raconte qu'il trouva le péroné courbé et non cassé sur un jeune chien auquel il avait cassé la jambe.

Meding, au rapport de Chelius, a plusieurs fois, dans des expériences faites sur les chiens, trouvé l'os brisé seulement dans la moitié de son épaisseur, quoique cependant la force employée ait été grande, et quoique l'on ait reconnu une mobilité contre nature dans le sens longitudinal de l'os (*Traité de chirurgie*, traduct. de M. Pigné, tom. I, p. 195).

M. Thore a répété ces expériences sur des chats âgés de quinze jours jusqu'à six semaines, et il a fréquemment obtenu des courbures sur les parties des membres composées de deux os, tandis que l'humérus et le fémur se rompaient d'une manière assez nette.

On a pu voir, par la relation des fractures incomplètes que nous avons observées nous-même, qu'il se produit lors du redressement du membre un craquement; ce craquement tient bien certainement à la rupture des fibres osseuses jusqu'alors intactes. Nous avons toujours procédé avec douceur et sans secousses à la réduction, et cependant toujours nous avons entendu le bruit que nous venons de signaler.

Du reste, cette rupture de quelques fibres osseuses est sans gravité aucune, comme on a pu s'en convaincre par la lecture de nos observations.

Il ne faut donc pas hésiter, lorsqu'on a à traiter une de ces fractures incomplètes, à redresser complétement le membre, risque à compléter la fracture, en procédant, du reste, à cette manœuvre avec lenteur et sans secousses.

Nous avons revu au bout de trois ou quatre mois les malades qui s'étaient présentés à nous avec une fracture incomplète, et auxquels nous avions été obligé de compléter la fracture pour opérer la réduction; la consolidation était si régulière, que rien dans la conformation du membre ne pouvait faire soupçonner l'existence d'une ancienne fracture.

La consolidation, dans ces cas de fractures incomplètes, se fait, d'ordinaire, en quinze à vingt jours; mais dans les premiers temps il existe, comme après toute fracture, un cal plus ou moins saillant qui s'efface à la longue.

Lorsque le redressement du membre s'est opéré sans produire de craquement, nous croyons que l'on avait affaire, comme nous l'avons déjà dit, non pas à une fracture incomplète, mais à une simple courbure.

CHAPITRE VII

FRACTURES DES MÉTACARPIENS

Les os du métacarpe sont rarement fracturés chez les enfants.

Nous parlons des fractures sans plaies et non pas de ces écrasements de la main, où, au milieu du délabrement des parties molles, la fracture n'est, en quelque sorte, pour nous servir de l'expression de M. Malgaigne, qu'un épiphénomène.

Lorsque cette fracture existe, elle est presque toujours le résultat d'une cause directe. Cependant plusieurs auteurs ont cité des faits de fractures des métacarpiens produites chez l'adulte par une cause indirecte, comme une chute sur la tête saillante des métacarpiens, le poing fermé.

Les fractures par cause indirecte sont rares chez l'adulte et doivent l'être beaucoup plus encore chez l'enfant.

D'après Boyer, souvent la fracture affecterait à la fois plusieurs os du métacarpe, et, d'après le même auteur, le cinquième métacarpien serait plus souvent fracturé que les autres. M. Malgaigne et plusieurs autres auteurs ne partagent point les opinions de Boyer à ce sujet.

Le plus souvent il existe peu ou point de déplacement ; quelquefois cependant les fragments forment un angle saillant en avant ou en arrière; on a même observé du chevauchement.

A. Cooper, parlant des fractures de l'extrémité inférieure, dit : « Quelquefois les os métacarpiens sont fracturés à leur extrémité digitale appelée leur tête ; le fragment inférieur s'affaisse vers la paume de la main, et donne lieu aux apparences d'une luxation du doigt. Pour opérer la réduction et la consolidation de cette fracture, il faut placer dans la paume de la main une boule assez volumineuse et l'y maintenir à l'aide d'une bande. » (A. Cooper. *Œuvres complètes* traduites par MM. Chassaignac et Richelot, page 185.)

La fracture des métacarpiens se reconnaît à la douleur en un point limité, à la mobilité anormale et à la crépitation. Elle est ordinairement accompagnée d'une contusion qui gêne un peu pour le diagnostic, mais qui cependant n'empêche pas de percevoir la mobilité anormale et la crépitation.

Elle se consolide en 15 à 20 jours; comme la plupart des fractures chez l'enfant.

Traitement. — Puisque les fragments n'éprouvent que peu ou point de déplacement, il suffit de les immobiliser pour obtenir une consolidation régulière. Une bande dextrinée ou un appareil en stuc appliqué sur la main, remplit parfaitement cette indication. S'il y avait du déplacement il faudrait opérer la réduction par des pressions bien dirigées.

OBSERVATION. — *Fracture du deuxième métacarpien de la main gauche causée par le passage d'une roue de voiture.*

Le 2 juin 1860, une roue de voiture passa sur la main d'Émile Pauvert, âgé de 14 ans. Cet enfant, transporté à l'hôpital Sainte-Eugénie aussitôt après l'accident, nous présente une ecchymose sur le dos de la main gauche, et une fracture au tiers antérieur du deuxième métacarpien. Il n'existe pas de déplacement des fragments, mais la mobilité anormale et la crépitation osseuse sont faciles à percevoir. — Compresses de teinture d'arnica étendue d'eau, les quatre premiers jours, ensuite bandage en stuc.

Le 17 juin, ce malade quitte l'hôpital et conserve encore, par précaution, son bandage inamovible.

CHAPITRE VIII

FRACTURES DES PHALANGES

Les fractures des phalanges, non-compliquées de plaies, sont rares chez l'enfant et chez l'adulte. Toutefois une simple chute sur les doigts peut les produire, comme nous en rapportons plus loin un exemple remarquable.

Les fractures de la phalangine et de la phalangette sont beaucoup plus rares que celles des premières phalanges.

Toutes ces fractures se reconnaissent facilement à la mobilité anormale et à la crépitation.

Les fractures avec plaies contuses sont fréquentes. Elles se rencontrent surtout lorsque la main est prise dans un engrenage, ou bien lorsque les doigts sont écrasés par la chute d'un corps pesant. Souvent alors la fracture est comminative et l'articulation ouverte.

Traitement. — Si la fracture est simple, sans déplacements, il suffit de mettre une attelle à la face antérieure du doigt et d'y fixer ce doigt par des tours de bande pour immobiliser les fragments. — Paul d'Égine recommande d'envelopper avec une bande le doigt fracturé et les deux doigts voisins; on peut suivre ce conseil en plaçant une attelle à la face antérieure du doigt fracturé.

Dans les cas de fractures comminutives avec plaie contuse des parties molles et ouverture des articulations, il faut se rappeler combien est grande la vitalité des tissus chez les enfants, et se bien garder d'amputer le doigt ou la phalange. Il faut soumettre le doigt ou les doigts fracturés à une irrigation continue d'eau tiède, ou bien les envelopper de cataplasmes émollients pendant les premiers jours, et ensuite panser simplement avec du cérat ou des bandelettes de diachylon. — Les parties mortifiées seront éliminées par les efforts de la nature, et le chirurgien n'aura qu'à surveiller le travail réparateur et la cicatrisation de la plaie, afin que les doigts ne contractent pas d'adhérences anormales entre eux et ne soient pas déformés, ou le soient le moins possible.

OBSERVATION. — *Fracture de la première phalange du petit doigt causée par la chute de la malade.*

Louise N..., âgée de 12 ans, entre le 13 décembre 1860 à l'hôpital Sainte-Eugénie, dans le service de M. Barthez, pour une chorée datant de quatre ans, avec alternatives de guérison et de récidive.

Huit jours avant son entrée à l'hôpital, elle est tombée de sa hauteur sur le carreau, dans une attaque de chorée.

13 décembre : il existe une ecchymose au côté interne et sur le dos de la main gauche ; la première phalange du petit doigt est fracturée à sa partie moyenne ; le fragment postérieur fait saillie en avant par son extrémité inférieure et menace de perforer la peau. — On perçoit facilement la crépitation.

Après avoir réduit les fragments, M. Marjolin place une attelle en carton à la face antérieure du petit doigt, et fixe cette attelle avec une petite bande. — Comme cette malade a toujours les mains et les bras en mouvement, à cause de sa chorée, M. Marjolin place à la face antérieure de l'avant-bras une attelle qui s'étend depuis le coude jusqu'aux doigts ; la main et l'avant-bras sont fixés à cette attelle par des tours de bande.

Quinze jours après l'application de cet appareil, la fracture était consolidée avec peu de difformité.

CHAPITRE IX

FRACTURES DU FÉMUR

Nous ne parlerons pas de la fracture du col du fémur, qui est excessivement rare chez l'enfant. — La fracture incomplète du col du fémur, dont nous avons rapporté l'observation dans nos généralités, ne s'est produite si facilement que parce que le tissu osseux était carié.

Mais, je le répète, à l'état normal cette fracture est d'une rareté extrême dans l'enfance.

Fractures du corps du fémur. — Toutes ces fractures sont plus ou moins rapprochées de la partie moyenne de l'os; je n'en ai pas vu aux deux extrémités. Je n'ai observé ni les fractures sous-trochantériennes, ni les fractures sus-condyliennes, décrites par tous les auteurs et qui sont assez fréquentes chez l'adulte. — M. Marjolin a vu deux ou trois fois chez des enfants la fracture sus-condylienne du fémur.

Sur notre total de 140 fractures observées à l'hôpital Sainte-Eugénie dans le courant d'une année, il y avait 26 fractures du fémur. — Ces fractures sont, chez les enfants, les plus fréquentes après celles de l'avant-bras.

Si, dans une statistique, on ne compte que les fractures traitées à l'hôpital, on trouvera les fractures du fémur plus fréquentes que celles de l'avant-bras, parce que les malades atteints de fractures du fémur, ne pouvant pas marcher, sont tous admis à l'hôpital, tandis qu'un assez grand nombre de ceux qui sont atteints de fractures de l'avant-bras ou de toute autre fracture aux membres supérieurs sont simplement traités à la consultation.

Nous avons dit à propos des fractures incomplètes de l'avant-bras que ces fractures étaient rares au fémur et à l'humérus; car nous ne qualifions pas d'incomplètes les fractures dans lesquelles tout le tissu osseux est rompu, le périoste n'étant pas déchiré dans toute son étendue.

Cette fracture peut être produite par une cause directe, comme un coup de pied de cheval, le passage d'une roue de voiture, etc.; ou bien par une cause indirecte, comme une chute sur les genoux.

Les signes de cette fracture sont tous ceux des fractures des os longs : douleur, gêne dans les mouvements, déformation, mobilité anormale et crépitation.

La douleur locale a une assez grande valeur, surtout dans les cas de fracture par cause indirecte, mais ce n'est pas un signe pathognomonique.

L'impossibilité de marcher s'observe toujours à la suite de ces fractures, aussi est-ce un signe important;

mais parfois la douleur occasionnée par une contusion est tellement forte, que le malade ne peut marcher, ce n'est donc pas là un signe pathognomonique. Il n'en est pas de même de la déformation, de la mobilité anormale et de la crépitation.

La mobilité anormale est facile à constater ; il est ordinairement très-facile de plier la cuisse au niveau de la fracture.

La crépitation se constate en prenant la cuisse avec les deux mains placées l'une au-dessus et l'autre au-dessous du lieu présumé de la fracture et en imprimant aux fragments des mouvements en sens inverse. Il faut du reste être très-sobre de ces manœuvres exploratrices dans la crainte de déchirer le périoste plus qu'il ne l'est déjà.

La déformation est également très-importante, elle est facile à constater par la vue. Le plus ordinairement la cuisse est un peu fléchie en dedans au niveau de la fracture, il en résulte une saillie au côté externe du membre.

La déformation est un résultat du déplacement. Le plus souvent les fragments font au niveau de la fracture un angle saillant en dehors, d'où la déformation qui vient d'être indiquée.

Les déplacements peuvent être de plusieurs sortes ; outre le déplacement suivant la direction, on peut observer le déplacement suivant l'épaisseur, le chevauchement, la rotation en dehors du fragment inférieur déterminée par le renversement du pied.

Quelle est la cause de l'angle saillant en dehors?

La cause principale de ce déplacement, dit M. Malgaigne, c'est l'action musculaire; les puissants muscles de la partie interne de la cuisse représentent la corde d'un arc figuré par le col et le corps du fémur : quand cet arc est rompu, ces muscles agissent pour en rapprocher les extrémités sans rencontrer aucune résistance; loin de là, les muscles qui s'insèrent au grand trochanter ne peuvent que favoriser le mouvement d'abduction qui porte le fragment supérieur en dehors.

Le fragment supérieur est quelquefois porté un peu en avant, et la saillie angulaire, au lieu de regarder directement en dehors, est dirigée en avant et en dehors.

Le raccourcissement du membre, causé par la déviation des fragments formant un angle saillant au côté externe, est d'ordinaire plus considérable que celui qui est produit par le chevauchement.

Les fractures sus-condyliennes du fémur sont excessivement rares chez les enfants. « Dans le cas unique de M. Coural, dit M. Malgaigne, le sujet était un enfant de onze ans, qui s'était enfoncé la jambe jusqu'au genou dans un trou profond, tandis que le corps était projeté en avant. Ce qu'il y eut de remarquable dans ce cas, c'est que le fragment supérieur se porta en arrière; et quand on procéda à l'amputation devenue indispensable, on trouva les condyles placés en avant du corps de l'os et renversés de telle sorte que la partie articulaire regardait en avant[1]. Je ne sache pas que ce déplacement ait été observé dans la fracture sus-condylienne; il est bon toutefois d'en signaler la possibilité. »

Dans la fracture sus-condylienne de l'adulte, ajoute M. Malgaigne, les fragments s'écartent ordinairement en travers, tantôt sans s'abandonner complétement, le plus souvent d'une manière complète; et alors presque toujours le fragment supérieur est porté en avant de l'autre, excepté dans les cas où l'obliquité spéciale de la fracture le fait dévier en dehors ou en dedans.

Le pronostic des fractures du corps du fémur, chez les enfants, n'est point grave. — Habituellement la consolidation est terminée le vingtième jour, et le malade peut marcher, même sans béquilles, du vingt-cinquième au trentième jour.

Toutefois il ne faut pas faire marcher les enfants trop tôt, si on veut prévenir une courbure de l'os au niveau du cal.

Lorsque la consolidation est terminée, l'enfant doit encore rester au lit cinq ou six jours sans appareils, exerçant un peu le membre fracturé avant de lui faire supporter le poids du corps.

Les fractures compliquées sont infiniment moins

[1] *Archiv. gén. de médecine*, tome IX, page 267.

graves que chez l'adulte, et l'on est rarement obligé de pratiquer l'amputation. On ne doit avoir recours à ce moyen extrême que dans les cas où le délabrement des parties molles est si considérable que l'on craint de voir survenir la gangrène ; mais toutes les fois que les gros troncs nerveux et vasculaires ne sont pas intéressés, on doit tenter la conservation du membre.

Une complication assez fréquente, c'est un épanchement dans le genou causé par la chute qui a déterminé la fracture.

Pour opérer la réduction, un aide pratique l'extension en tirant sur le pied dans la direction de l'axe du membre ; un autre aide fait la contre-extension en tirant sur le fragment supérieur, et le chirurgien se charge de la coaptation.

Quel appareil faut-il employer pour maintenir la réduction? M. Marjolin se sert toujours, pour la fracture du fémur, de l'appareil de Scultet, qui est en effet bien supérieur à tous ceux qui ont été imaginés pour le remplacer.

Le membre fracturé est dans l'extension. Les deux attelles latérales de cet appareil descendent jusqu'au pied, l'attelle interne remonte jusqu'à l'aine, l'attelle externe dépasse en haut la crête iliaque. Avec un bandage de corps ou une bande, M. Marjolin fixe le bassin à l'attelle externe, afin de prévenir la flexion du tronc sur la cuisse.

Les mouvements du tronc se communiquant facilement aux fragments, il faut, chez les enfants indociles, non-seulement immobiliser le bassin, mais encore placer transversalement au-devant de la poitrine une alèze pliée en cravate qui s'attache au lit de chaque côté.

Pour corriger la déviation angulaire on peut appliquer une attelle immédiate presque à nu sur la saillie externe.

L'attelle antérieure ne doit pas descendre au delà du bord supérieur de la rotule.

Il n'est nullement nécessaire d'avoir recours chez l'enfant à des appareils à extension continue; j'ai toujours vu l'appareil de Scultet maintenir parfaitement les fragments en rapport, soit parce que le périoste n'est pas complétement déchiré, soit parce que les fragments sont engrenés, ou bien encore parce que la réduction est beaucoup plus facile à maintenir chez les enfants, la puissance musculaire n'étant pas grande à cet âge.

S'il existait de la tendance au chevauchement, une bande fixée à la partie inférieure de la jambe et s'attachant au pied du lit ferait l'extension, tandis qu'une alèze pliée en cravate placée en sous-cuisse serait fixée à la tête du lit et ferait la contre-extension.

Dans tous les cas de fractures du fémur, il est utile de lever l'appareil tous les 4 ou 5 jours, pour s'assurer que les fragments sont toujours en rapport.

OBSERVATION I. — *Fracture du fémur droit à la partie moyenne.*

Le 12 avril 1860, Adolphe C....., âgé de 26 mois, se fracture la cuisse en tombant d'un cheval de bois sur le sol ; transporté à l'hôpital aussitôt après l'accident, nous constatons l'existence d'une fracture du fémur droit à la partie moyenne : mobilité anormale, crépitation, déformation du membre ; le fragment inférieur fait saillie en dehors par son extrémité supérieure. — La réduction s'opère sans difficulté. — Appareil de Scultet, qu'il faut renouveler fréquemment parce que l'enfant urine au lit.

24 avril : consolidation.

Durée, 12 jours.

Cette observation prouve que chez les très-jeunes enfants, la consolidation se fait en moins de 25 jours, et qu'une douzaine de jours peut suffire.

OBSERVATION II. — *Fracture du fémur un peu au-dessous de la partie moyenne.*

Louis G....., âgé de 6 ans et demi, est tombé de sa hauteur sur le carreau, le 5 décembre 1859. Transporté à l'hôpital le 6, on constate de la mobilité anormale et de la crépitation vers le milieu de la cuisse gauche.

Application d'un appareil de Scultet. — 19 décembre, encore de la mobilité anormale, réapplication de l'appareil de Scultet. — 30 décembre, consolidation complète.

Par précaution le malade reste au lit sans appareil jusqu'au 4 janvier. — 8 janvier, il sort de l'hôpital. Depuis trois jours il marche avec des béquilles.

Chez ce malade, la consolidation était terminée le vingt-cinquième jour, cependant il n'a commencé à marcher sans béquilles que le trente-quatrième jour.

OBSERVATION III. — *Fracture du fémur droit un peu au-dessus de la partie moyenne.*

Albert G....., âgé de 2 ans, entre, le 2 mai 1860, à l'hôpital Sainte-Eugénie, dans le service de M. Marjolin, 48 heures après s'être fracturé la cuisse en tombant de sa hauteur sur le pavé. Les fragments font une saillie antéro-externe ; la mobilité anormale et la crépitation sont faciles à percevoir ; il existe un gonflement assez notable.

Appareil de Scultet fréquemment renouvelé, parce que l'enfant urine au lit.

18 mai : consolidation avec une très-légère saillie antéro-externe au niveau du cal.

21 mai : *exeat.*

Durée, 18 jours.

OBSERVATION IV. — *Fracture du fémur un peu au-dessus de la partie moyenne.*

Marie B....., âgée de 25 mois, se fracture la cuisse le 9 juin 1860, en tombant sur le carreau. La fracture siége un peu au-dessus de la partie moyenne du fémur. Réduction facile.

Appareil de Scultet que l'on renouvelle tous les jours, parce que l'enfant urine au lit.

22 juin : consolidation sans déformation. — 26 juin, *exeat*. Les parents font marcher leur enfant et bientôt le fémur se courbe au niveau du cal.

Quelques jours après la sortie de cette enfant, les parents la ramènent à la consultation, et nous trouvons, au niveau du cal, une courbure à convexité antérieure.

M. Marjolin place en arrière de la jambe et de la cuisse une attelle en bois, bien garnie, qu'il fixe au membre par des tours de bande. — Avec cet appareil il parvient, en une quinzaine de jours, à redresser le membre.

Chez cette enfant, 15 jours après l'accident, il n'existait plus de mobilité anormale et la consolidation était terminée; cependant, sous le poids du corps, le fémur s'est fléchi au niveau du cal. Cette observation prouve le danger de faire marcher les enfants trop tôt; il faut même, lorsqu'il n'y a plus de mobilité anormale à la suite d'une fracture de cuisse, que l'enfant reste encore plusieurs jours au lit pour prévenir la formation d'une courbure anormale du fémur.

OBSERVATION V. — *Fracture du fémur gauche à la partie moyenne.*

Édouard D....., âgé de 8 ans et demi, se fracture le

fémur à la partie moyenne en tombant de sa hauteur sur le trottoir. — Appareil de Scultet. — L'accident était arrivé le 22 mai 1860 ; le 7 juin, la consolidation était complète et l'appareil de Scultet remplacé par une bande roulée.

11 juin : *exeat* ; l'enfant marche encore avec des béquilles.

Le 1er juillet, nous avons revu ce malade à la consultation et constaté qu'il n'existait pas de raccourcissement ni de déviation du membre, mais seulement un peu de saillie du cal.

Durée, 16 jours.

OBSERVATION VI. — *Fracture du fémur à la partie moyenne.*

Jules D...., âgé de 8 ans, est tombé le 10 mai 1860, de la hauteur d'un mètre, sur le trottoir. — Après cet accident, impossibilité de se relever et de marcher ; lorsqu'on nous l'apporte à l'hôpital, la cuisse est fléchie à sa partie moyenne de manière à former un angle saillant en dehors. — Réduction facile. — Appareil de Scultet.

28 mai : consolidation ; cal régulier ; pas de raccourcissement.

Durée, 18 jours.

OBSERVATION VII. — *Fracture du fémur un peu au-dessus de la partie moyenne.*

Le 16 mai 1860, un timon de voiture est tombé sur

la cuisse de Louis L...., âgé de 4 ans, et a fracturé le fémur un peu au-dessus de sa partie moyenne,

Application d'un appareil de Scultet; 28 mai, consolidation. — 7 juin, *exeat.*

Durée, 12 jours.

OBSERVATION VIII. — *Fracture du fémur au tiers supérieur.*

Jules G...., âgé de 2 ans, se fracture le fémur le 18 juin 1860, en tombant de sa hauteur sur le carreau. — Gouttière en gutta-percha, bien garnie de ouate pour prévenir les escharres; cette gouttière reçoit la jambe et la cuisse, qui lui sont fixées par des tours de bande.

28 juin : consolidation.

Le 3 juillet, cet enfant tombe de son lit sur le parquet et se fracture le cal : mobilité anormale, crépitation. — On applique de nouveau une gouttière en gutta-percha et la consolidation est terminée le 18 juillet.

Cette observation prouve que dans les premiers temps qui suivent la consolidation, le cal se fracture plus facilement que le reste de l'os. — Elle prouve encore, comme nous l'avons déjà démontré du reste, que la consolidation se fait rapidement chez les très-jeunes enfants, puisque la première fracture s'est consolidée en neuf jours.

OBSERVATION IX. — *Fracture du fémur au tiers supérieur.*

Hubert G...., âgé de 7 ans, s'est fracturé le fémur, le 9 juillet 1860, en tombant de sa hauteur sur le parquet. — La fracture siége au tiers supérieur du fémur droit : la mobilité anormale et la crépitation sont faciles à constater malgré un gonflement considérable.

Appareil de Scultet et compresses imbibées de teinture d'arnica.

22 juillet : consolidation ; pas de déformation, cal peu saillant.

29 juillet : *exeat*. Depuis plusieurs jours le malade marche avec des béquilles ; on recommande de le faire peu marcher pendant les quinze premiers jours pour prévenir une courbure du cal.

Durée, 13 jours.

OBSERVATION X. — *Fracture du fémur gauche à la partie moyenne.*

Jules L...., âgé de 3 ans et demi, s'est fracturé le fémur gauche en tombant de sa hauteur sur le carreau le 5 juillet.

Appareil de Scultet.

19 juillet : consolidation.

Durée, 14 jours.

OBSERVATION XI. — *Fracture du fémur gauche au tiers supérieur.*

Cousselle Cécile, âgée de 2 ans et demi, entre le

er août 1860 à l'hôpital Sainte-Eugénie, pour une acture du fémur gauche qu'elle s'est faite en tombant e sa hauteur sur le pavé.

La fracture siége au tiers supérieur, les appareils ont un angle saillant au dehors. — Appareil de Scultet près la réduction.

22 août : encore de la mobilité anormale. — 30 août, onsolidation.

Durée, 30 jours.

Cette observation prouve que, chez les très-jeunes enfants, la consolidation ne se fait pas toujours en 12 ou 4 jours, quelquefois sans raison appréciable, car cette nfant était bien constituée; la consolidation est à peine rminée au bout d'un mois.

OBSERVATION XII. — *Fracture de la cuisse droite à la partie moyenne.*

Marie S....., âgée de 3 ans, reçut, le 3 septembre 60, un coup de pied de cheval qui lui fractura la iisse droite à la partie moyenne. Les deux fragments fémur faisaient un angle saillant en dehors. — Appareil de Scultet.

24 septembre : consolidation complète.

L'enfant reste au lit jusqu'au 5 octobre, pour prévenir une courbure du cal.

Durée, 21 jours.

OBSERVATION XIII. — *Fracture du fémur au tiers supérieur.*

Pierre P....., âgé de 8 ans, s'est fracturé le fémur au tiers supérieur en tombant du haut d'une voiture sur le sol. — Appareil de Scultet.

L'accident est arrivé le 2 septembre; le 21 septembre, le cal est très-solide : plus d'appareil.

24 septembre : il commence à se lever et à marcher avec des béquilles.

28 septembre : *exeat.*

Durée, 15 jours.

OBSERVATION XIV. — *Fracture du fémur au tiers supérieur. Épanchement dans l'articulation du genou.*

Le 18 septembre 1860, Alexandre S..., âgé de 10 ans, est tombé en courant. Après cet accident, impossibilité de se relever et de marcher. Transporté à l'hôpital, nous constatons une fracture au tiers supérieur du fémur droit; les fragments font un angle saillant en dehors.

Il existe dans le genou un épanchement assez considérable, la rotule est notablement soulevée. — Appareil de Scultet.

5 octobre : encore de la mobilité anormale, mais résolution de l'épanchement articulaire.

7 octobre : consolidation complète. On remplace l'appareil de Scultet par une bande roulée sèche; le malade reste encore au lit plusieurs jours.

18 octobre : ce malade marchait depuis plusieurs jours avec l'appui de deux béquilles, lorsqu'il fit une chute qui amena un nouvel épanchement dans l'articulation du genou. Cet épanchement fut assez long à se résorber.

Enfin, le 1er décembre, ce malade sort de l'hôpital complétement guéri.

OBSERVATION XV. — *Fracture du fémur un peu au-dessous de la partie moyenne. — Épanchement considérable dans l'articulation du genou. — Courbure du cal.*

Le 28 septembre 1860, Émilie D....., âgée de 7 ans, s'est fracturé le fémur un peu au-dessous de la partie moyenne, en tombant de la hauteur d'un mètre sur le sol : mobilité anormale et crépitation faciles à percevoir; le fragment inférieur fait saillie en dehors par son extrémité supérieure. — Épanchement considérable dans l'articulation du genou, rotule notablement soulevée.

Appareil de Scultet et compresses imbibées de teinture d'arnica étendue d'eau.

9 octobre : consolidation. Par précaution, on réapplique l'appareil.

13 octobre : l'appareil est supprimé et remplacé par une bande roulée. Le cal est un peu saillant en dehors.

15 octobre : elle commence à se lever et à marcher avec des béquilles.

16 *id.* : elle tombe de sa hauteur sur le parquet. — Cette chute fut la cause d'une courbure du cal à convexité antéro-externe. — A l'aide d'une attelle placée

en arrière de la cuisse, M. Marjolin parvient à redresser cette courbure. — 5 novembre : *exeat*.

La fracture avait mis onze jours à se consolider.

OBSERVATION XVI [1]. — *Fracture du fémur par cause indirecte.*

Le 7 janvier 1841 est entré, au n° 16 de la salle Saint-Côme, à l'hôpital des Enfants-Malades, le nommé David, âgé de deux ans et demi, bonne constitution, ayant fait une chute de sa hauteur la veille, et par suite s'étant fracturé la partie moyenne de la cuisse droite. Application immédiate de l'appareil de Scultet légèrement amylacé ; pas d'accidents. — A son entrée, on retire cet appareil, qui avait été appliqué la veille, pour lui substituer une bande roulée ordinaire avec trois petites attelles. — Le 21 janvier, on retire l'appareil. — Consolidation parfaite. — On se contente d'un bandage roulé. — Durée du traitement, quatorze jours. Disons cependant que le malade n'est parti que le 7 février, mais à cause d'une pneumonie intercurrente dont il est sorti convalescent.

OBSERVATION XVII. — *Fracture simple par cause directe.*

Le 30 octobre 1840 est entré, à l'hôpital des Enfants-Malades, salle Saint-Côme, n° 8, Pichon, âgé de treize ans et demi, ayant une fracture de la partie moyenne

[1] Les observations XVI, XVII, XVIII, XIX, XX, XXI, XXII, ont été publiées par M. le docteur Tavignot, dans le journal la *Clinique des hôpitaux des enfants*, année 1841.

du fémur gauche déterminée par le choc du train de derrière d'une voiture pesamment chargée. — Vaste épanchement sanguin. — Cataplasme. — Application de l'appareil ordinaire à plan horizontal, le huitième jour de la fracture; quatre saignées pratiquées à différentes reprises; pas d'accidents. — Le 25 décembre, on retire toute espèce d'appareil. — Pas de raccourcissement du membre; direction normale. — Seulement, il reste encore de la tuméfaction limitée, surtout au genou. — Le malade ne peut exercer son membre, ni convenablement marcher; on sent en arrière de la cuisse une tumeur régulière formée ou par le cal provisoire ou par une esquille consolidée, ou bien par le fragment inférieur. — Frictions sur le membre avec le baume de Fiaroventi, jusqu'au 10 janvier; le 4 février il peut marcher, mais en s'aidant d'une béquille. — Durée du traitement, 94 jours.

La longue durée du traitement tient évidemment, dans ce cas, aux complications de la fracture.

OBSERVATION XVIII. — *Fracture de la cuisse par cause indirecte.*

Le 10 février 1840 est entré à l'hôpital des Enfants-Malades, salle Saint-Côme, n° 6, le nommé Kallat, âgé de cinq ans et demi, rachitique, ayant les genoux très-fortement projetés en dedans. Il y a neuf mois, il était dans la même salle pour une fracture du même côté; il sortit avec une faiblesse de cette jambe qui le forçait à boiter. Il fait une chute de sa hauteur en jouant avec des camarades et se fracture la partie moyenne de la cuisse avec un notable déplacement ; pas de traces de contusion de la peau, mais gonflement assez considérable au niveau du point fracturé ; raccourcissement, crépitation. Je fais placer le membre sur un double plan incliné, avec compresses d'eau froide. — Le 11, appareil ordinaire à plan horizontal, guérison et sortie le 14 mars.—Durée du traitement, 34 jours.

Si la fracture a mis beaucoup de temps à se consolider, cela tient évidemment au rachitisme.

OBSERVATION XIX. — *Fracture de la cuisse sans déplacement.*

Le 17 février est entrée, au n° 14 de la salle Sainte-Thérèse, à l'hôpital des Enfants-Malades, la nommée Trapet, âgée de 4 ans, de bonne constitution, ayant fait le 14 une chute de sa hauteur sur le côté droit, de laquelle il résulta une fracture de la cuisse correspondante. — A son entrée, peu de déplacement, que l'on attribue à la déchirure incomplète du périoste. — Le 18, application de l'appareil ordinaire. — Le 25 mars, ablation de l'appareil. Consolidation convenable. — Durée du traitement, 18 jours.

OBSERVATION XX. — *Fracture du fémur gauche.*

Henri Oszivalt, âgé de 3 ans, entré le 23 avril 1840, au n° 24 de la salle Saint-Côme, à l'hôpital des Enfants-Malades, de bonne constitution, tombé la veille de sa hauteur, s'est fracturé la partie moyenne de la cuisse gauche : application de l'appareil ordinaire, trente-six heures après l'accident. Il n'existait pas, à son entrée, de notable déplacement, ni de gonflement. — Le 29 avril, la consolidation parfaite de la fracture permit d'imprimer au membre des mouvements variés sans trace aucune de mobilité. — Durée du traitement, 16 jours.

OBSERVATION XXI. — *Fracture de la cuisse droite. Rachitisme.*

Le 2 avril 1840, est entré Charles Gromard, âgé de 3 ans. Courbure à un degré moyen et à convexité externe des cuisses et des jambes, et à concavité interne des bras et surtout des avant-bras. — Le 1er avril, une de ses sœurs, plus âgée que lui, tomba sur sa cuisse. De là une fracture à peu près transversale de la partie moyenne du fémur. — Application de l'appareil ordinaire vingt heures après l'accident. — Guéri le 3 mai. — Durée du traitement, 31 jours.

La longue durée du traitement, dans ce cas particulier, tient au rachitisme.

OBSERVATION XXII.

Le 8 mai, est entré à l'Enfant-Jésus le nommé Conty, âgé de 3 ans, de bonne constitution; il s'est fracturé le jour même la cuisse à son tiers supérieur. — Application immédiate en ville de l'appareil ordinaire, que nous avons renouvelé le 10 seulement.

Le 21 : consolidation parfaite, cal volumineux. — Durée du traitement, 13 jours.

CHAPITRE X

FRACTURES DE LA ROTULE

Nous ne dirons que quelques mots des fractures de la rotule, à cause de leur rareté extrême dans l'enfance.

A quoi tient cette rareté des fractures de la rotule chez les enfants? Nous croyons qu'elle dépend surtout du peu de développement de cet os dans le jeune âge. — Une autre raison, c'est que le système musculaire est peu développé chez les enfants; aussi les fractures de la rotule par action musculaire n'existent pas à cette époque de la vie.

Cette fracture est le plus souvent transversale, et les deux fragments sont éloignés l'un de l'autre d'un ou de plusieurs centimètres; il est facile de sentir avec le doigt cet intervalle et d'imprimer aux fragments des mouvements de latéralité. — Mais, lorsque les tissus fibreux, qui recouvrent la rotule, ne sont pas entièrement déchirés, l'écartement est peu considérable. Dans ce cas encore, on peut, comme dans le précédent, imprimer aux fragments des mouvements en sens inverse, mais il faut être sobre de ces manœuvres exploratrices pour ne pas agrandir la déchirure des tissus fibreux.

Dans le cas de fracture transversale de la rotule, le malade fléchit facilement la jambe, mais il ne peut l'étendre. Pour cette raison il ne peut marcher que sur un plan horizontal ou en allant à reculons, la jambe étendue et trainant sur le sol.

Si l'on avait à traiter une de ces fractures, le mieux serait, suivant nous, de placer le membre dans une gouttière et de le faire reposer sur un plan très-incliné, de manière que le pied fût beaucoup plus élevé que la cuisse; la jambe devrait être dans l'extension. — Comme la position ne suffit pas pour obtenir une consolidation sans écartement des fragments, il faut, à l'exemple de M. Morel-Lavallée, placer circulairement au-dessus du genou une courroie élastique, et au-dessous une courroie semblable; par ce moyen on rapproche les deux fragments. — Mais comme ces courroies, en pressant, l'une sur le tendon du triceps, l'autre sur le ligament rotulien, font éprouver aux fragments un mouvement de bascule en vertu duquel les surfaces fracturées sont tournées en avant, ces deux courroies sont réunies par une bande élastique, qui passe verticalement au devant de la rotule et s'oppose au renversement des fragments.

CHAPITRE XI

FRACTURES DE LA JAMBE

Nous allons décrire successivement : 1° les fractures des deux os de la jambe, ou *fractures de la jambe;* 2° les fractures du tibia ; 3° les fractures du péroné. Un quatrième article sera consacré aux fractures incomplètes de la jambe.

ARTICLE PREMIER.

FRACTURES DES DEUX OS DE LA JAMBE.

Ces fractures sont moins fréquentes chez l'enfant que chez l'adulte.

Sur 140 fractures observées à l'hôpital Sainte-Eugénie, il y avait 10 fractures de jambe.

Ces fractures sont produites chez les enfants par cause directe ou par cause indirecte ; de là vient qu'assez souvent elles sont compliquées de plaies.

Comme nous l'avons déjà dit dans nos généralités, M. Malgaigne nie l'existence des fractures en rave des os longs ; il n'admet pas que le tibia puisse se fracturer nettement en travers, et il soutient que toutes les fractures de la jambe sont, ou des fractures dentelées, ou des fractures obliques, ou des fractures à esquilles, ou des fractures comminutives, ou bien enfin des fractures multiples.

Nous soutenons au contraire que la plupart des fractures du tibia, surtout chez les enfants, sont des fractures transversales. La négation de M. Malgaigne ne repose, du reste, que sur une dispute de mots, comme nous l'avons démontré dans nos généralités.

Les symptômes de cette fracture sont la douleur, l'impossibilité de marcher, la déformation, la mobilité anormale et la crépitation.

Tous ces symptômes sont faciles à constater. — La déformation est quelquefois peu prononcée, parce que la fracture étant transversale, les fragments ne s'abandonnent pas et il existe peu de déplacement.

Le diagnostic de la fracture du tibia est très-facile. — « La fracture du péroné, dit M. Malgaigne, se devine le plus souvent par la mobilité et les déplacements du tibia, plutôt que par ses propres signes, et rarement on peut reconnaître d'une manière précise le point où elle siége, et la disposition de ses fragments. Cela n'a d'ailleurs qu'une fort médiocre importance. »

Il est une variété de fracture du tibia très-fréquente chez l'adulte, que l'on rencontre rarement chez l'enfant : c'est la fracture oblique en bas, en avant et en dedans, avec saillie en avant et en dedans du fragment supérieur.

La fracture du tibia n'est pas grave. Chez l'enfant, elle guérit sans déformation en 15 à 20 jours. — Après la consolidation, le malade doit rester au lit encore plusieurs jours, mais il peut mouvoir la jambe dans son lit. Deux ou trois jours plus tard il se lèvera et marchera avec des béquilles ; il se servira de béquilles au moins pendant 15 jours : s'il les quittait plus tôt, le cal pourrait se courber sous le poids du corps.

Dans le cas de fracture compliquée de plaie, il faut ne songer à l'amputation que si le délabrement des parties molles est considérable, et si les gros troncs vasculaires et nerveux sont lésés, car ces fractures compliquées guérissent avec une facilité étonnante chez l'enfant.

L'appareil que nous préférons pour les fractures de la jambe est encore l'appareil de Scultet. — Il maintient parfaitement les fragments en rapport, et il est très-facile de l'enlever pour surveiller le membre fracturé ; c'est pourquoi nous le préférons au bandage inamovible.

La jambe doit reposer sur un coussin un peu dur dans la position demi-fléchie.

Pour les fractures obliques dont le fragment supérieur fait saillie en avant et en dedans et menace de perforer la peau, M. Malgaigne a imaginé un appareil se omposant d'un arc en forte tôle qui embrasse les trois uarts antérieurs de la jambe à une distance d'un tra- ers de doigt ; aux deux bouts de cet arc sont deux mor- aises horizontales laissant passer un fort ruban de soie u de coutil, armé d'une boucle à son extrémité ; et nfin, du centre de l'arc, à travers un écrou solide, escend une vis de pression à pointe aiguë.

M. Malgaigne se sert de cet appareil pour les frac- ures très-obliques avec saillie notable du fragment su- érieur. La pointe de l'appareil traverse la peau et le ériostе, repousse le fragment supérieur et le met en ontact avec l'inférieur.

L'appareil de M. Malgaigne n'est guère applicable que hez l'adulte ; car les fractures très-obliques, avec saillie u fragment supérieur menaçant de perforer la peau, e s'observent pas ou du moins s'observent très-rare- ent chez l'enfant.

Tant qu'à nous, nous croyons cet appareil inutile et ême dangereux ; aussi ne voudrions-nous pas le con- eiller, même pour un adulte. — Alors que nous étions terne dans le service de M. Denonvilliers, à l'hôpital aint-Louis, nous avons vu plusieurs fois de ces frac- ures très-obliques, avec un fragment supérieur mena- ant de perforer la peau, et toujours M. Denonvilliers a aintenu la réduction avec un appareil de Scultet bien ppliqué, et en repoussant le fragment supérieur avec ne attelle immédiate séparée de la peau par un petit ampon fait avec de la ouate et des compresses.

J'ai entendu dire que M. Malgaigne avait perdu des malades à qui il avait appliqué son appareil ; mais la mort aurait été attribuée à une autre cause. — Comme ces faits n'ont pas été publiés, je ne puis les discuter.

OBSERVATION I. — *Fracture des deux os de la jambe droite produite par une chute sur les degrés d'un escalier en pierre.*

Auguste J....., âgé de dix ans et demi, entre à l'hôpital Sainte-Eugénie le 15 août 1860 ; cinq jours auparavant, il était tombé dans un escalier en pierre. — Il existe des phlyctènes et un gonflement très-notable à la partie inférieure de la jambe droite. Il est facile de percevoir la mobilité anormale et la crépitation au tiers inférieur de la jambe ; on peut même fléchir la jambe en ce point. — Cataplasmes et appareil de Scultet. — Le 16 août, on supprime les cataplasmes, mais on continue l'application de l'appareil de Scultet.

25 août : consolidation assez avancée ; cependant il existe encore un peu de mobilité anormale ; le gonflement a complétement disparu. Appareil en stuc.

7 septembre : le bandage en stuc est enlevé ; consolidation terminée. Mais il existe au niveau du cal une légère courbure à concavité antérieure, courbure qui n'existait pas lors de l'application du bandage en stuc. Ce bandage avait été appliqué avec le plus grand soin, et cette observation nous prouve combien on est exposé aux déformations lorsqu'on a recours aux appareils inamovibles.

OBSERVATION II. — *Fracture des deux os de la jambe droite à la réunion du tiers inférieur avec les deux tiers supérieurs causée par la chute d'un morceau de bois.*

Édouard G....., âgé de neuf ans, entre, le 1er mars 1860, à l'hôpital Sainte-Eugénie, pour une fracture de la jambe au tiers inférieur. Cette fracture a été causée par la chute d'un morceau de bois. Possibilité de fléchir la jambe et crépitation qui ne laissent aucun doute sur l'existence de la fracture. Épanchement sanguin assez considérable. A la partie interne de la jambe est une plaie produite probablement par la violence externe et ne communiquant pas avec le foyer de la fracture. — Application d'un appareil de Scultet; cet appareil est renouvelé le 5 et le 10 mars.

17 mars : consolidation.

Par précaution, l'appareil reste encore appliqué plusieurs jours.

1er avril : *exeat.* — L'enfant marche bien ; — pas de claudication; — pas de raccourcissement du membre ; — le cal n'est point très-saillant, quoiqu'on le sente parfaitement bien à la face interne du tibia.

Durée, 17 jours.

OBSERVATION III. — *Fracture des deux os de la jambe.*

Henri D....., âgé de quatre ans et demi, ayant été poussé avec force par un autre enfant, est tombé de sa hauteur sur le pavé. — Jambe gauche fracturée à son quart inférieur, crépitation et possibilité de fléchir la jambe. — Appareil de Scultet et compresses imbibées de teinture d'arnica étendue d'eau.

20 novembre : consolidation; pas de déformation.

25 *id.* : *exeat*.

Durée, 22 jours.

OBSERVATION IV [1]. — *Fracture de la jambe par cause directe.*

Le 21 février 1840 est entré, à l'hôpital des Enfants-Malades, salle Sainte-Thérèse, n° 22, la nommée Geneviève, âgée de 4 ans, bonne constitution, ayant reçu il y a quatre jours le choc du timon d'une voiture sur le milieu de la jambe gauche; contusion et gonflement assez considérable; la fracture n'a pas été reconnue en ville. Deux jours avant l'entrée de la jeune malade, application de cinq sangsues sur le siége de la tuméfaction; à son entrée, je constate une fracture du tiers inférieur du tibia seulement et sans déplacement; le périoste me paraît intact; gonflement encore assez notable. Application du bandage de Scultet le lendemain de son entrée.

Le 14 mars, consolidation de la fracture. La malade reste encore dans nos salles, mais pour une affection croupale qui nécessita plus tard l'opération de la trachéotomie. — Durée du traitement, 19 jours.

[1] Les observations IV et V sont empruntées au journal la *Clinique des hôpitaux des enfants;* elles ont été publiées par M. le docteur Tavignot.

OBSERVATION V. — *Fracture des deux os de la jambe gauche.*

Le 14 juin 1840 est entré, à l'hôpital des Enfants-Malades, salle Saint-Côme, n° 29, le nommé Maratel, âgé de 9 ans, d'une bonne santé ; la veille il est tombé d'une dizaine de pieds de haut sur le sol, et s'est fracturé le tibia et le péroné. Le premier à son tiers inférieur; le second, encore un peu plus bas ; il existe un gonflement assez considérable lors de son entrée, gonflement dû évidemment à un épanchement sanguin en grande partie sous-cutané. J'applique dessus des compresses d'eau froide; le membre est placé dans la demi-flexion.

Le 15, application de l'appareil ordinaire, le membre placé sur la face externe et dans la demi-flexion d'après la méthode de Pott.

Le 23, application du bandage dextriné ; à cette époque, on percevait encore de la crépitation.

Le 8 juillet, ablation de l'appareil ; consolidation sans difformité ni raccourcissement. — Durée du traitement, 24 jours.

ARTICLE II.

FRACTURES DU TIBIA.

Ces fractures ne sont pas fréquentes dans l'enfance.

Notre tableau montre que, sur 140 fractures, il n'existait que 4 fractures du tibia.

Elles peuvent être produites par cause directe et par cause indirecte. Le plus souvent elles sont le résultat d'une chute.

Ces fractures occupent, le plus ordinairement, la moitié inférieure de l'os.

Nous avons déjà dit et répété qu'elles étaient presque toujours transversales chez l'enfant ; ce fait est admis par tous les auteurs, excepté par M. Malgaigne.

Les symptômes sont : la douleur, la mobilité anormale et la crépitation.

La douleur locale, sans être pathognomonique, est un bon signe ; elle est augmentée par la pression et la marche ; toutefois elle n'empêche pas toujours le malade de marcher.

Le péroné, étant intact, fait l'office d'attelle latérale, et s'oppose à toute espèce de déplacement ; aussi n'y a-t-il pas ordinairement de déformation. Cependant on a vu, par l'effet d'un choc extérieur, les fragments être déplacés, et Boyer a rapporté un bel exemple de ce genre.

La mobilité anormale et la crépitation sont très-difficiles à percevoir ; aussi ai-je vu des praticiens d'une grande habileté méconnaître des fractures du tibia.

Il faut donc, lorsqu'il existe une douleur locale sur le trajet du tibia, se livrer à des investigations réitérées pour parvenir à percevoir la crépitation.

Parfois, en promenant le doigt sur la crête du tibia,

on sent une très-légère saillie au niveau de la fracture.

On peut être embarrassé pour savoir si le péroné est ou n'est pas fracturé en même temps que le tibia : mais, le plus souvent, lorsque les deux os sont fracturés, il est beaucoup plus facile d'imprimer des mouvements aux fragments du tibia, et même on peut fléchir la jambe au niveau de la fracture. Du reste, le chirurgien ne doit pas faire souffrir son malade pour préciser le diagnostic. Dès qu'il a reconnu une fracture du tibia, cela suffit pour le pronostic et la thérapeutique.

Traitement. — Il ne faut pas laisser cette fracture sans appareil. J'ai vu, dans un cas, placer le membre sur un coussin un peu dur, sans aucun appareil. — Le malade percevait lui-même de la crépitation à chaque mouvement qu'il faisait, et le quinzième jour la consolidation n'était pas plus avancée que le premier jour. — On mit un appareil dextriné, et trois semaines plus tard la consolidation était terminée.

Il faut donc appliquer un appareil inamovible pour immobiliser les fragments.

Les premiers jours qui suivent l'accident, on peut mettre un appareil de Scultet, qui permet de surveiller la jambe.

Lorsque les accidents ne sont plus à craindre, on peut remplacer l'appareil de Scultet par un bandage inamovible, soit en dextrine, soit en stuc, ou bien par l'appareil en papier goudron de M. Laugier.

Ce dernier appareil, que nous n'avons pas encore décrit, consiste en une série de bandelettes de papier-goudron, n'ayant pas plus de trois centimètres de largeur; elles sont recouvertes d'une légère couche de pâte d'amidon, et sont appliquées comme les bandelettes de l'appareil de Scultet. — Trois ou quatre couches de bandelettes sont superposées. Cet appareil n'est pas appliqué à nu sur la peau, mais par-dessus une bande roulée sèche.

OBSERVATION I. — *Fracture du tibia gauche au tiers inférieur causée par la chute d'un morceau de bois sur la jambe. — Consolidation en 27 jours. — Phlegmasie de la jambe ayant le cal pour point de départ.*

Le 16 juin 1860, un morceau de bois tombe sur la jambe gauche d'Alexandre F..., âgé de 14 ans. — Transporté à l'hôpital aussitôt après l'accident, cet enfant présente une fracture du tibia sans fracture du péroné; ce dernier os nous paraît intact; il nous est impossible de fléchir la jambe au niveau de la fracture du tibia. — La crépitation, qui nous permet de diagnostiquer une fracture, se perçoit assez difficilement, mais cependant d'une manière très-nette, après une assez longue exploration.

Appareil de Scultet pendant les dix premiers jours, puis un bandage en stuc.

13 juillet; consolidation complète sans autre défor-

mation qu'une très-légère saillie au niveau du cal. — *Exeat.*

A peine sorti de l'hôpital, ce malade se fatigue beaucoup par de longues marches.

Le 16 juillet, il rentre dans le service de M. Marjolin avec une rougeur de la peau de la jambe et de l'empâtement du tissu cellulaire ; cette phlegmasie paraît avoir le cal pour point de départ.

Sous l'influence du repos au lit et des cataplasmes, la rougeur et l'empâtement disparaissent, et le 22 juillet, le malade sort complétement guéri sans qu'il soit survenu de suppuration.

Durée du temps nécessaire à la consolidation : 27 jours.

Cette observation est une de celles qui prouvent le danger de marcher trop tôt après la consolidation. Dans ce cas il ne s'est pas fait de courbure anormale au niveau du cal, courbure qui était impossible à cause de la résistance du péroné ; mais la fatigue a amené une inflammation du cal qui s'est propagée aux parties molles environnantes, et s'est terminée par résolution. Il est bien heureux qu'il ne soit pas survenu une de ces inflammations du périoste qui sont si fréquentes à la suite de contusion et de marche forcée.

OBSERVATION II. — *Fracture du tibia.*

Lucien B....., âgé de 12 ans, ayant été poussé violemment par un autre enfant, est tombé de sa hauteur sur un monceau de sable ; après cet accident il lui fut impossible de marcher. — Transporté à l'hôpital, nous trouvons, après une exploration assez prolongée, une crépitation osseuse manifeste ne laissant aucun doute sur l'existence de la fracture du tibia au quart inférieur; mais il n'existe pas de déplacement. — Le péroné est intact. — Application d'un appareil de Scultet.

L'accident était arrivé le 15 mars 1860 ; le 5 avril, la consolidation était complète. 9 avril : *exeat*. — Durée, 21 jours.

OBSERVATION III. — *Fracture du tibia gauche au quart inférieur.*

Le 24 octobre 1860, Jean M....., âgé de 11 ans, est tombé dans un escalier. Après cet accident, il a pu se relever, mais il lui a été impossible de marcher.

Transporté à l'hôpital, nous ne trouvons pas d'ecchymose ni de gonflement. — La pression sur le tibia détermine en un point bien limité au quart inférieur de l'os une douleur vive ; on peut percevoir de la crépitation. — Appareil de Scultet les premiers jours, puis le bandage amidonné fait avec du papier goudron, suivant la méthode de M. Laugier.

7 novembre : encore un peu de mobilité anormale.

19 novembre : consolidation complète sans déformation aucune. Suppression de l'appareil.

25 novembre : ce malade quitte l'hôpital ; depuis plusieurs jours il marche avec des béquilles.

OBSERVATION IV. — *Fracture du tibia gauche à trois centimètres au-dessus de la base de la malléole interne.*

Le 7 novembre 1860, Marie M....., âgée de 11 ans, reçut d'un autre enfant, sur la jambe, un coup de pied : le pied était armé d'un sabot. — Lors de l'entrée du malade à l'hôpital, quelques heures après l accident, il existe un gonflement considérable de la jambe. — La pression sur le tibia détermine une douleur vive en un point circonscrit à 3 centimètres au-dessus de la malléole interne ; crépitation en ce point. Rien au péroné. — Appareil de Scultet et compresses de teinture d'arnica étendue d'eau.

18 novembre : consolidation ; plus d'appareil. — Par précaution la malade reste encore au lit plusieurs jours.

25 novembre : *exeat*. Durée, 11 jours.

OBSERVATION V. — *Fracture du tibia droit.*

Le 17 avril s'est présentée à la consultation la nommée Ernestine, âgée de 5 ans et demi, ayant reçu un coup de chaise sur la jambe au moment où elle jouait assise par terre. Contusion assez violente, et fracture à la partie moyenne du tibia. — Le péroné me paraît intact. — Je lui prescris des compresses d'eau froide pendant deux jours, et le 19 je lui applique une petite botte en dextrine. — Le 4 mai, ablation de l'appareil. Consolidation; on sent le cal sur la crête du tibia, rien du côté du péroné; mouvement et marche faciles. Durée du traitement, 17 jours[1].

[1] Journal la *Clinique des hôpitaux des enfants*, tome I, page 125.

ARTICLE III.

FRACTURES DU PÉRONÉ.

Les fractures du corps du péroné sans fracture du tibia doivent être excessivement rares chez les enfants, puisque M. Marjolin n'en a pas encore rencontré d'exemple, et que je n'en ai pas trouvé non plus dans les auteurs que j'ai consultés.

Les fractures de l'extrémité inférieure de cet os, si fréquentes chez l'adulte, sont également très-rares chez l'enfant.

Sur 140 fractures que j'ai observées chez des enfants, il n'y avait pas une fracture de l'extrémité inférieure du péroné, — et sur huit à neuf cents fractures que M. Marjolin a traitées chez des enfants, il n'a pas vu de fracture de l'extrémité inférieure de cet os.

Le seul exemple que je connaisse est le fait suivant, rapporté par M. Tavignot dans la *clinique des Hôpitaux des Enfants*, tome Ier, p. 125.

OBSERVATION. — *Fracture du péroné gauche.*

Gouget, 9 ans, entré le 16 mai 1840, à l'hôpital des Enfants-Malades, salle Saint-Côme, n° 5. Constitution normale; ayant reçu le choc d'une balançoire en mouvement sur la partie externe de la jambe, qui, lors de son entrée, est, dans presque toute son étendue, le siége d'un vaste épanchement sanguin depuis le haut jusqu'en bas ; le pourtour de la malléole externe a plus spécialement souffert ; teinte bleuâtre de la peau et tuméfaction notable. — Rotation du pied en dedans. — Crépitation lorsqu'on imprime au pied des mouvements de torsion sur l'axe de la jambe. — Compresses d'eau froide, puis cataplasmes. — Le 21 : application d'un appareil, celui de Dupuytren d'abord, et l'appareil dextriné ensuite.

7 juin : consolidation exacte. On sent une nodosité calleuse vers la partie moyenne de la malléole externe, point où était la fracture. — Durée du traitement : 21 jours.

ARTICLE IV.

FRACTURES INCOMPLÈTES DE LA JAMBE.

Les fractures incomplètes et les simples courbures s'observent quelquefois à la jambe, mais elles y sont beaucoup moins fréquentes qu'à l'avant-bras ; de plus elles sont généralement d'un diagnostic plus difficile.

Elles se reconnaissent à la déformation, car la mobilité anormale et la crépitation ne peuvent être perçues.

Pour donner une idée de ces fractures incomplètes, je rapporte les trois faits suivants, empruntés au Mémoire le M. Thore.

Le premier est un résumé de l'observation publiée par I. Campaignac, dans le *journal hebd. de méd.* (1829, om. IV, n° 45, p. 97).

Une jeune fille de 12 ans est renversée par un cabriolet; elle tombe en avant, poussée par le cheval. La jambe est comprimée entre une roue de la voiture et une borne, et elle est froissée aux parties externe et postérieure. Il reste une contusion de la peau dans ce point. On constate une fracture du tibia. Il se forme, après quelques jours, dans ce point, des escharres qui se détachent, puis un abcès; bref, cette malade paraît avoir succombé à une infection purulente au bout de deux mois.

On trouve à l'autopsie la fracture du tibia consolidée; le péroné, courbé, était déprimé en dedans, et offrait une fracture incomplète, suivant son épaisseur. Toute la face externe et une partie de la face postérieure de cet os avaient été respectées. La face interne, depuis le bord antérieur, le long duquel on voyait la trace d'une fêlure longitudinale, étendue d'environ quatre lignes, jusqu'au bord interne et au delà, avait souffert la solution. Les fibres osseuses avaient été cassées à des longueurs différentes.

Le second fait appartient à M. Fleury, de Clermont.

Une jeune fille de 12 ans était tombée sur les genoux en portant une hotte, qui appuya dans ce moment sur la face postérieure des jambes et les pressa contre le sol; l'une d'elles était douloureuse et engorgée, et l'on ne put y constater l'existence d'une fracture. Dans le doute, on appliqua un appareil tellement serré qu'il détermina la gangrène du membre. Après l'amputation, qui fut jugée nécessaire, on reconnut que le tibia avait éclaté dans un point de son épaisseur avec entière intégrité du reste de ses fibres.

La troisième observation, qui est la plus intéressante, appartient à M. Voillemier, qui a bien voulu la communiquer à M. Thore.

Le 1er janvier 1843, un jeune enfant de 7 ans jouait sur la voie publique; ayant voulu ramasser une balle qui avait roulé sous une voiture chargée d'huîtres, il fit un faux pas au moment où il remontait sur le trottoir; dans le même instant cette voiture, tout à l'heure stationnaire, avança, et la roue vint passer sur la partie inférieure de la jambe de l'enfant. Le membre fut surpris dans la position suivante : le bord interne du pied reposait sur le pavé, tandis que la partie moyenne de la jambe était appuyée sur l'angle même du trottoir. Quand la roue passa un peu au-dessus du niveau de l'articulation, on vit la jambe plier à la manière d'un morceau de bois vert et se redresser en partie après le passage de la roue. Cependant je ne doutai point que la jambe ne fût brisée, et je m'attendais à trouver une fracture comminutive. Je ne fus pas médiocrement surpris à l'examen du membre : les doigts, promenés sur la longueur des os, constataient un enfoncement manifeste en dehors et un peu au-dessus de la malléole externe; en dedans, il y avait un changement dans la direction du tibia, dont la partie inférieure était portée en dehors; mais cette déviation était moins évidente que celle du péroné. Il me fut impossible de constater autrement l'existence d'une fracture, je ne trouvai aucune mobilité, aucune crépitation; seulement, en saisissant avec force le tibia à sa partie moyenne et à sa partie inférieure, je rectifiai sa déviation, mais, je le répète, sans obtenir de crépitation et de la même manière qu'on redresse un morceau de bois vert. Il me fut impossible d'agir de même sur le péroné.

J'avais déjà vu des fractures incomplètes des os chez les jeunes sujets, j'en avais même rapporté un cas très-remarquable, et je pensai qu'il n'y avait ici autre chose que ce genre de lésion. J'ordonnai, à la place d'un appareil de fracture, de panser le pied simplement, de le couvrir de compresses imbibées d'eau végéto-minérale, d'envelopper toute la jambe d'un bandage roulé, et surtout d'empêcher la marche. Je recommandai seulement, après la disparition du gonflement et de la douleur, d'imprimer de temps en temps au pied de légers mouvements très-bornés, dans le but d'empêcher la gêne des mouvements, que j'ai si souvent observée dans les fractures voisines des articulations.

J'ai examiné tout récemment ce jeune enfant; il marchait bien : on ne trouve sur le tibia aucune trace de l'accident : le péroné, de ce côté, est un peu plus volumineux que du côté sain. Pas d'indice de l'enfoncement décrit. L'enfant a marché au bout d'un mois.

CHAPITRE XII

FRACTURES DES MÉTATARSIENS

Ces fractures sont très-rares et toujours produites par une cause directe, comme le passage d'une roue de voiture, la chute d'un corps pesant. — Le cinquième métatarsien serait plus exposé que les autres à être fracturé.

On reconnaît cette fracture à la douleur locale et à la crépitation. — Le plus ordinairement il n'existe pas de déplacement des fragments, attendu que les autres métatarsiens servent d'attelles latérales.

Cette fracture guérit parfaitement bien en 15 à 20 jours chez les enfants, en immobilisant les fragments par un bandage très-simple, ou même sans immobiliser les fragments par un appareil, comme nous en rapportons plus loin un exemple.

S'il existait une plaie contuse avec broiement des parties molles, on aurait recours, pendant les premiers jours qui suivent l'accident, soit à des cataplasmes, soit à l'irrigation continue d'eau tiède. — Il vaut mieux, dans ces cas, laisser à la nature le soin d'éliminer les parties mortifiées que de pratiquer une amputation, dans la crainte d'enlever des portions de tissu qui pourraient être conservées.

OBSERVATION. — *Fracture du cinquième métatarsien causée par le passage d'une roue de voiture.*

Louis N..., âgé de 9 ans, entre à l'hôpital Sainte-Eugénie le 16 août 1860. La veille, une roue de voiture a passé sur son pied; il en est résulté un gonflement considérable avec ecchymose sur le dos du pied. — Crépitation osseuse manifeste vers la partie moyenne du cinquième métatarsien.

Pas d'appareil; — simplement des cataplasmes les premiers jours, puis des compresses de teinture d'arnica.

2 septembre : on ne perçoit plus de mobilité anormale ni de crépitation; mais le gonflement et l'ecchymose persistent toujours.

FIN

ERRATA

Pages 24, ligne 13, *au lieu de :* ces ; *lisez :* les.
— 34, — 28, — cai ; — col.
— 37, — 7, — réformé ; — formé.
— 70, — 7, — s'œdématise ; — s'œdématie.
— 74, — 26, — dessous ; — au-dessous.
— 128, — 4, — col ; — cal.
— 128, — 6, — col ; — cal.
— 175, — 12, — 38 ; — 36.
— 216, — 15, — comminative ; — comminutive.

TABLE DES MATIÈRES

DEUXIÈME PARTIE

DES FRACTURES EN PARTICULIER

FIN DE LA TABLE DES MATIÈRES

DE LA GOUTTE

Et du danger des traitements empiriques qui lui sont généralement opposés; de son traitement rationnel, par le docteur POTTON. 1 volume in-8. . . . . 2 fr.

Il faut avoir passé par les étreintes de la goutte pour comprendre les douleurs qui assiégent les malheureux malades qui en sont atteints. L'auteur, goutteux lui-même, a mis à profit tant son expérience personnelle que celle que lui ont procurée les soins donnés à sa clientèle, et il a suivi une méthode de traitement raisonnée qui lui réussit depuis plusieurs années et qu'il expose dans son livre.

LES PRÉCEPTES DU MARIAGE

Traduits du grec de Plutarque, suivis d'un essai sur l'idéal de l'amour, du mariage et de la famille, par le Dr L. SERAINE. 3e édition. 1 vol grand in-32 de 192 pages. 1 fr.

Je ne connais pas de traité de morale plus sage et plus pur que les préceptes de Plutarque sur le mariage, écrivait Mme Aglaé Adanson. Ces préceptes sont si vrais, si justes, si bien dits; ils renferment tant de loyauté et d'impartialité, qu'il est impossible qu'une âme honnête ne s'en sente pas pénétrée et ne fasse pas le serment tacite de s'y conformer. M. le Dr Seraine a fait suivre cette traduction de pensées sur l'idéal de l'amour, du mariage et de la famille, qui sont empreintes d'une philosophie à la fois douce et élevée, qu'un style élégant et simple met à la portée de tous les lecteurs. Ces pages complètent d'une manière très-heureuse le petit chef-d'œuvre de Plutarque.

DE LA CULTURE DES FLEURS

Dans les petits jardins, sur les fenêtres et dans les appartements, par COURTOIS-GÉRARD, 3e édition. 1 vol. gr. in-32 de 192 pages avec gravures dans le texte. 1 fr.

DES ANIMAUX D'APPARTEMENT ET DE JARDIN

Oiseaux, Poissons, Chiens, Chats, par F. PREVOST. 1 volume grand in-32 de 192 pages avec 46 belles gravures dans le texte représentant des oiseaux, des cages, volières, aquariums, appareils de pisciculture, chiens, chats, etc. . . . . 1 fr. »

LE MÊME OUVRAGE, avec les figures coloriées. . . . . 2 fr. 50

Ces deux volumes, dont le titre indique le sujet, sont destinés à tous les amateurs de fleurs d'oiseaux, de poissons, de chiens, de chats. La *Culture des fleurs* est l'œuvre d'un horticulteur de renom. M. Courtois-Gérard a réuni, dans un petit ouvrage, les connaissances utiles aux personnes qui cultivent des fleurs, soit dans un petit espace de terrain, soit même sur une fenêtre, ou dans un appartement. Il indique les meilleurs modes de culture par le semis, le repiquage, le sarclage, les arrosements, les empotages, la taille, les engrais, etc. Il indique aussi les moyens de transformer les fenêtres en serres chaudes pendant l'hiver, de former des corbeilles de fleurs dans les salons. Quinze jolies vignettes sont intercalées dans le texte et le rendent plus compréhensible.

Les *Animaux d'appartement et de jardin*: OISEAUX, POISSONS, CHIENS, CHATS, sont, pour ainsi dire, le complément de la culture des fleurs dans les petits jardins et dans les appartements. Qui de nous ne possède un de ces petits animaux qui procurent des joies si variées non-seulement aux grandes personnes, mais encore aux enfants? M. F. Prevost donne les indications nécessaires pour élever les oiseaux, les accoupler, les nourrir; la manière de les apprivoiser, de les instruire, les symptômes et le traitement de leurs maladies. Il décrit les différentes sortes de cages et de volières. Il consacre des chapitres intéressants aux poissons en s'occupant des aquariums, des viviers, des étangs, de la pisciculture, et termine son volume par des notions utiles sur les diverses races de chiens, de chats, la nourriture, les soins hygiéniques qu'ils réclament; la disposition des niches de ces animaux, les symptômes de leurs maladies et leur traitement. Il contient 46 gravures dans le texte.

Ce volume renferme l'adresse des principaux marchands d'oiseaux indigènes et exotiques de Paris, des naturalistes préparateurs, des fabricants de cages et des constructeurs de volières, des marchands de poissons, appareils de pisciculture, des marchands de chiens et de chats et des pharmaciens vétérinaires.

PARIS. — IMP. SIMON RAÇON ET COMP., RUE D'ERFURTH, 1.

A LA MÊME LIBRAIRIE

RICORD (Ph.), chirurgien de l'hôpital du Midi, membre de l'Académie de Médecine **Lettres sur la Syphilis**, adressées à M. Amédée Latour, rédacteur en chef de l'*Union médicale*. 2e édition, augmentée. 1 volume in-18. . . . . 6 fr. 50

ROLLET (J.), chirurgien en chef de l'hospice de l'Antiquaille de Lyon. **Recherches cliniques et expérimentales sur la Syphilis**, le chancre simple et la blennorrhagie, ou Principes nouveaux d'hygiène, de médecine légale et de thérapeutique appliqués à ces maladies. 1 volume in-8° avec 10 planches coloriées. (*Sous presse.*)

ROLLET (J.), chirurgien en chef de l'hospice de l'Antiquaille de Lyon **De la Pluralité des maladies vénériennes.** 1 volume in-8°. . . . . 2 fr.

SALES GIRONS, rédacteur en chef de la *Revue médicale*, médecin-inspecteur de l'établissement de Pierrefonds, chevalier de la Légion d'honneur. **Traitement de la Phthisie pulmonaire**, par l'inhalation des liquides pulvérisés et par les fumigations de goudron. 1 volume in-8° de 600 pages. . . . . 5 fr.

VAN HOLSBEEK, ancien interne des hôpitaux, rédacteur en chef des *Annales d'électricité médicale*. **Compendium d'électricité médicale.** 2e édition, très-augmentée. 1 fort volume in-18, avec gravures dans le texte. . . . . 7 fr.

COULON (A.), ancien interne de l'hôpital des Enfants et de l'hôpital Sainte-Eugénie (Enfants malades), etc. **Quelques considérations sur la Scrofule.** In-4. . . . 1 fr. 50

GAUDRY, docteur ès sciences, aide-naturaliste au Muséum d'histoire naturelle de Paris. **Contemporanéité de l'espèce humaine** et de diverses espèces animales aujourd'hui éteintes. In-8°. . . . . 75 c.

PUECH, ancien chirurgien chef interne des hôpitaux de Toulon. **De l'Hématocèle périutérine.** Brochure in-8°. . . . . 1 fr. 50

RICHARD (de Nancy), directeur de l'École de Médecine de Lyon. **Traité de l'éducation physique des Enfants.** 5e édition, augmentée. 1 volume in-18 . . . . . 4 fr.

SERAINE (L.), ancien médecin en chef de l'Asile de Niort. **De la Santé des petits enfants**, ou Conseils aux mères sur la conservation des enfants pendant la grossesse, sur leur éducation physique depuis la naissance jusqu'à l'âge de sept ans, et sur leurs principales maladies. 1 volume in-32 de 308 pages. . . . . 1 fr.

ANCELET, docteur en Médecine. **Étude sur les Luxations par rotation du tibia.** Brochure in-8°. . . . . 50 c.

DUPONT (E.), docteur en Médecine. **Essai sur un nouveau genre de Tumeurs de la voûte du crâne formées par du sang en communication avec la circulation veineuse intracrânienne.** In-4. . . . . 5 fr. 50

LOISEAU (de Montmartre), médecin du bureau de bienfaisance, etc. **De la nature et du traitement de la Diphtérie.** (Croup, angine couenneuse). 1 volume in-8. (*Sous presse.*)

POTTON, docteur en médecine. **De la Goutte** et du danger des traitements empiriques qui lui sont trop généralement opposés ; de son traitement rationnel. 1 volume in-8°. 2 fr.

SERAINE (L.), ancien médecin en chef de l'Asile de Niort, etc. **De la Santé des gens mariés**, ou Physiologie de la génération de l'homme et hygiène philosophique du mariage. 1 beau volume in-18. (*Sous presse.*)

SERAINE (L.), ancien médecin en chef de l'Asile de Niort. **De l'Aliénation mentale dans ses rapports avec la Médecine légale.** 1 volume in-8. (*Sous presse.*)

VAN HOLSBEEK, ancien interne des hôpitaux, rédacteur en chef des *Annales d'électricité.* **Le Médecin de la Famille.** 1 volume in-18, avec planches coloriées. . . 4 fr.

PARIS. — IMP. SIMON RAÇON ET COMP., RUE D'ERFURTH, 1.

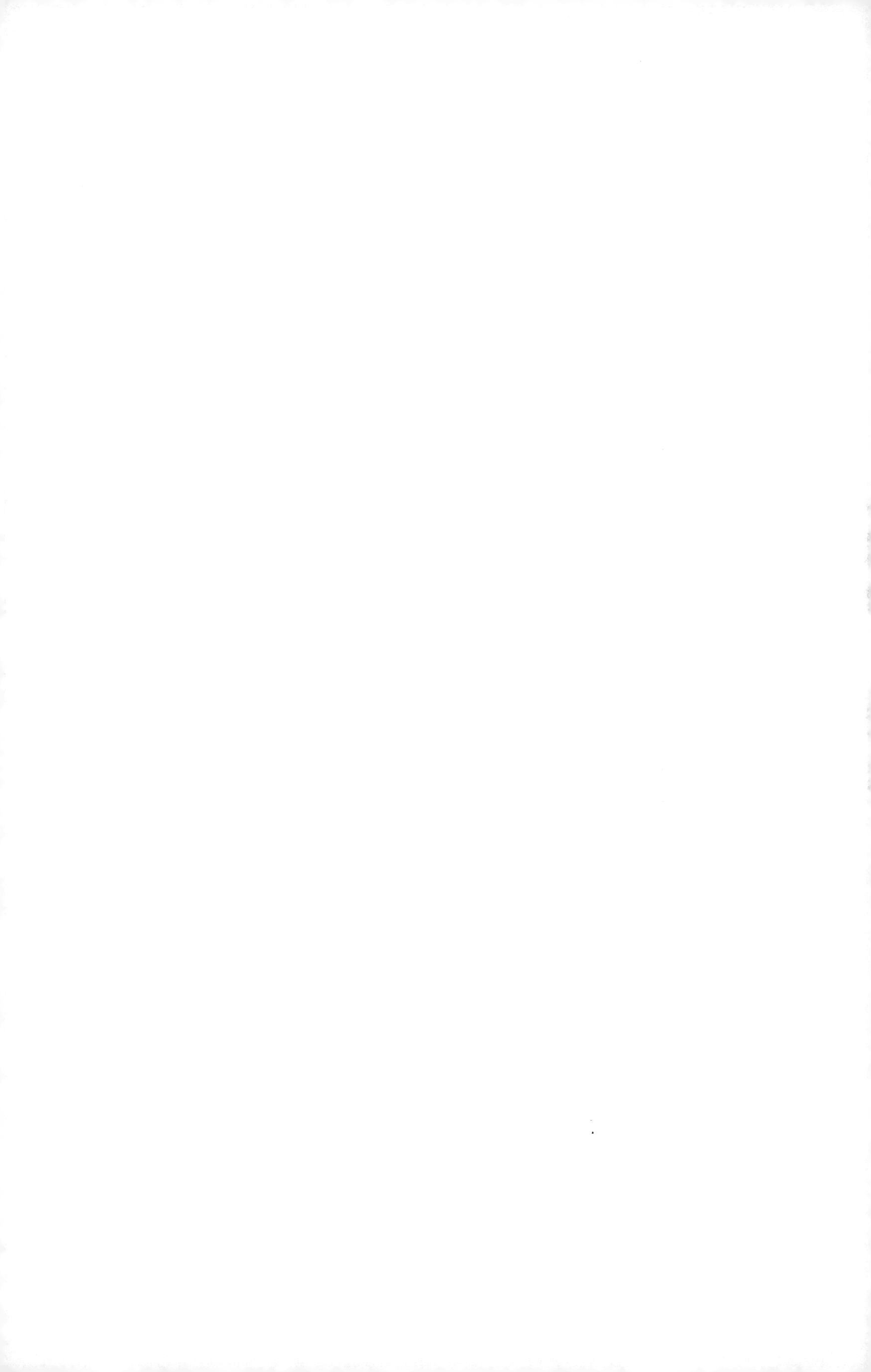

www.ingramcontent.com/pod-product-compliance
Ingram Content Group UK Ltd.
Pitfield, Milton Keynes, MK11 3LW, UK
UKHW012019240726
13965UKWH00002B/455

9 782011 916280